JN288934

健康とストレス・マネジメント

学校生活と社会生活の充実に向けて

荒木紀幸・倉戸ツギオ ● 編
Araki Noriyuki, Kurato Tsugio

ナカニシヤ出版

は じ め に

　本書『健康とストレス・マネジメント』は，健康を，単に疾病がないとか，虚弱でないだけでなく，身体的にも，精神的にも，社会的にも，スピリチュアルにも，そして，QOL（クオリティ・オブ・ライフ）をも含めてとらえ，人間のWell-Beingを問うものである。また，ストレス・マネジメント教育を健康心理士（健康心理カウンセラー），学校心理士（スクール・カウンセラー），臨床心理士（クリニカル・カウンセラー）の立場からそれぞれが検討したもので，この領域ではオリジナルな研究成果である。

　この企画は，編者の倉戸ツギオが阪神・淡路大地震の地，神戸で2000年の第67回日本応用心理学会の準備委員としてかかわり，「健康とストレス・マネジメントを探る」と題して公開シンポジュウムを行ったことに始まる。その内容は，ストレス・マネジメントとストレス・カウンセリングの領域に関したもので，①健康をどのようにとらえるか，②理論，実践，研究，方法論の4点に焦点を絞り，討論し，関係者の関心を呼んだ。このシンポジュウムの目的は，ストレス・マネジメントとストレス・カウンセリングにかかわる人々に対してコンサルテーションの可能性，ノーマライゼーションの必要性を訴え，価値の高い知見を提供しようというものであった。その時に，話題提供，指定討論の役割を担ってくださった先生方を中心に，その後の研究成果を加え，理論と実践研究としてまとめたものが，『健康とストレス・マネジメント』に結実したのである。

　さて，章の構成は，次のようになっている。健康心理士の立場から，第1章は，健康心理学からのアプローチについてと情動知能との関係である。学校心理士と健康心理士の立場から，第2章は，自律性とセルフ・エスティームとの関係，第3章は，心の健康教育と攻撃性適正化教育のかかわりについてである。そして，学校心理士の立場から，第4章は，ウエルネスからのアプ

ローチについてである。第5章は，小学校・中学校・高校生活におけるウエルライフからのアプローチについてである。第6章は，教育実践における自尊感情（セルフ・エスティーム）の育成との関係からである。さらに，臨床心理士の立場から，第7章は，職場におけるメンタルヘルスへのアプローチについて，第8章は，憂うつ病症へのアプローチについて論究したものである。

本書は，現代のストレス社会におけるストレス病，問題行動，不適応行動などの第1次予防と第2次予防だけでなく，第3次予防につながる専門性の高い内容になっている。そこで，ストレス・マネジメントの研究者，教育者，カウンセラー，指導する立場の人々はいうに及ばず，関係する多くの方々に是非参考にしていただければ，幸いである。

本書の出版にあたって多方面より，多大なるご協力をいただいた。ここに謝意を申し上げる。特に，刊行の意図を理解してくださり，ご快諾をいただき，出版していただいたナカニシヤ出版の中西健夫社長，それに，「ストレス・マネジメント」の意義を理解していただき，いろいろと編集についてお世話いただいた編集長の宍倉由高氏に，また，具体的に編集作業を行っていただいた編集部の酒井敏行氏に心から厚くお礼申し上げる。

また，ご協力いただいた執筆者のみなさまには，研究や教育にご多忙中にもかかわらず玉稿を寄せていただいたこと，心から感謝申し上げる次第である。

最後に，私の力不足のために，語りえなかったメッセージを次の言葉に託し，みなさまにお届け申し上げる。

歩きくたびれて，飛行士といっしょに砂地に腰しをおろし，「でこぼこの砂が，月の光を浴びているのをながめて」いた時，砂漠の美しさに感動して「砂漠が美しいのは，どこかに井戸をかくしているからだよ」と王子さまが言います。そのためでしょうか，「とつぜん，ぼくは，砂がそんなふうに，ふしぎに光るわけが分かっておどろきました」と，飛行士にも新しい美しさが見えてくるのです。
　　　　　　　　　　　　　　—サン・テグジュペリ作「星の王子さま」より—

2002年3月27日

編者　倉戸ツギオ

目　　次

はじめに　*i*

第1章　健康心理学からみたストレス・マネジメント……………*1*
1. 健康心理学とストレス……………………………………*1*
（1）健康心理学の立場　*1*
（2）ストレスのメカニズム　*2*
（3）ストレス認知とコーピング　*4*
（4）Well-beingを目指した健康　*5*
2. 情動知能とストレス・マネジメント……………………*7*
（1）情動知能について　*7*
（2）情動知能を測定する尺度　*8*
（3）情動知能尺度（EQS：エクス）　*10*
3. 情動知能を高めるための実践研究と今後の可能性……………*12*
（1）社会人における情動知能　*12*
（2）学校における情動知能　*13*
（3）小学生における情動知能：基礎的な能力　*15*
（4）小学生における情動知能：応用的な能力　*16*
（5）情動知能とストレス・マネジメント　*17*

第2章　自律的でセルフ・エスティームに満ちた性格形成のための総合的教育プログラム……………*21*
1. 自律的でセルフ・エスティームに満ちた性格の形成……………*21*
（1）子どもの心と健康　*21*
（2）性格と行動から健康を考えるプログラムの必要性　*22*
2. プログラムの目標構成……………………………………*23*

(1) プログラムにおける階層的目標設定　23
　　　(2) プログラムにおける期待効果　24
　3. プログラム目標達成の中心となる理論および技法………………25
　　　(1) 行動面の目標達成で中心となるグループ・ワーク　25
　　　(2) 感情面の目標達成で中心となるセルフ・コントロール・ワーク　26
　　　(3) 認知面の目標達成の中心となるリフレクションと強化ワーク　26
　　　(4) リレーションと説明ワーク　27
　4. プログラムの具体的内容…………………………………………27
　　　(1) 操作目標別の時系列に沿ったラフ・デザイン　28
　　　(2) 各操作目標へのアプローチ　28
　5. プログラムの教育効果……………………………………………37
　6. 性格特性としてのセルフ・エスティームに視点をあてた心の健康教育のこれから……………………………………………………39

第3章　攻撃性適正化への総合的教育プログラム……………43
　1. 心の健康教育に対する新しい試み………………………………43
　2. 攻撃性適正化教育プログラムの教育目標と期待効果…………44
　　　(1) 大目標〈攻撃性の適正化（低減）〉　45
　　　(2) 構成目標〈性格・認知・行動の3側面の目標〉　46
　　　(3) 操作目標〈教育方法を導くための目標〉　47
　　　(4) 期待効果　47
　3. 心の健康教育で用いられる方法…………………………………47
　　　(1) 子どもと教師の関係作りと動機づけ　47
　　　(2) 性格面へのアプローチ　48
　　　(3) 認知の変容に向けてのアプローチ　49
　　　(4) 行動の変容に向けてのアプローチ　49
　4. 攻撃性適正化教育プログラムの具体的方法……………………50
　　　(1) 環境設定と学習グループの構成　50
　　　(2) フレーム・モジュールの詳細　51
　　　(3) 時間的構成　56
　5. 攻撃性適正化教育プログラム実践………………………………57
　　　(1) 教育評価の方法　57
　　　(2) プログラムの実践　58
　　　(3) 教育効果の諸側面　58

6. 学校教育における心の健康教育 …………………………………… 60
　　(1) 生きる力と心の教育　60
　　(2) 新教育課程―総合学習―への位置づけ　60
　　(3) 今後の問題と課題　61

第4章　子どものウエルネス（総合的健康）を守るストレス・マネジメント教育 ………………………………………………………………… 65
　1. 子どものウエルネスを守るために ………………………………… 65
　　(1) ウエルネスとは　65
　　(2) ストレス・マネジメントの必要性　66
　2. ストレス・マネジメント教育とは ………………………………… 68
　　(1) 開発的ストレス・マネジメント教育と予防的ストレス・マネジメント教育とは　68
　　(2) ストレス・マネジメント教育における循環過程　69
　3. 実践研究 ……………………………………………………………… 70
　　(1) 開発的ストレス・マネジメント教育の実践研究　70
　　(2) 予防的ストレス・マネジメント教育の実践研究　76

第5章　ウエルライフから問題行動の解決を探る ………………………… 95
　1. ウエルライフとは …………………………………………………… 95
　2. 小学生活ウエルライフ（充実）検査 ……………………………… 97
　　(1) 学校内不安検査の信頼性と妥当性　98
　　(2) 小学生活ウエルライフ検査の開発　98
　　(3) 標準化の手続き1―学校内不安尺度　103
　　(4) 標準化の手続き2―自尊感情尺度　106
　　(5) 学校内不安と自尊感情の関係　109
　3. 中学生活ウエルライフ（充実）検査 ……………………………… 110
　4. 高校生活ウエルライフ（充実）検査 ……………………………… 112

第6章　自尊感情からストレス・マネジメントを探る …………………… 119
　1. 生きる力，自尊感情，ストレス・マネジメント ………………… 119
　　(1) はじめに　119
　　(2) ストレス・マネジメント教育の及ぼす効果　119
　　(3) 「生きる力」としてのストレス・マネジメント教育　120

（4）自尊感情とストレス・マネジメント教育の効果　*121*
　　　（5）小学校におけるストレス・マネジメント教育の実際　*122*
　2. 授業の中で自尊感情を育てる ………………………………………… *136*
　　　（1）数学授業の中で　*136*
　　　（2）不登校の生徒への効果と今後の課題　*140*

第7章　職場におけるストレス・マネジメントの取り組み ……… *143*
　1. 職場のストレス対策 …………………………………………………… *143*
　　　（1）一次予防が重視される背景　*144*
　　　（2）職業性ストレスの原因　*145*
　　　（3）職業性ストレスの判定と対策　*146*
　　　（4）職業性ストレスの健康への影響と経済的損失　*148*
　2. メンタル・ヘルス対策 ………………………………………………… *149*
　　　（1）日本におけるメンタル・ヘルス対策　*149*
　　　（2）メンタル・ヘルス対策の進め方　*150*
　3. 職場におけるストレス・マネジメントの実際 ……………………… *153*
　　　（1）アクティブ・リスニング　*153*
　　　（2）アサーション・トレーニング　*157*

第8章　クライエントの声からストレス・マネジメントを探る ……… *163*
　1. 心理療法 ………………………………………………………………… *167*
　2. ストレスとは …………………………………………………………… *168*
　3. ストレス・マネジメント ……………………………………………… *171*
　4. ストレス・マネジメントの現状 ……………………………………… *175*
　　　（1）ストレスの程度　*181*
　　　（2）ストレスによる社会生活や日常生活への影響の程度　*181*
　　　（3）ストレスの内容　*181*
　　　（4）ストレスへの対処法　*182*
　　　（5）ストレスの相談相手　*182*

あ と が き　*187*
索　　　引　*191*

第1章
健康心理学からみた ストレス・マネジメント

大竹恵子・島井哲志

1. 健康心理学とストレス

(1) 健康心理学の立場

　健康心理学とは，近年，発展している心理学の応用領域であり，その内容は文字どおり，人間の健康をとりまく問題を総合的に取り扱う心理学ないし行動科学であるといえる（島井，1997）。健康心理学は，精神的健康というよりも身体的健康に焦点をあてており，身体的な健康と精神的な健康の結びつきを重視している。また，研究（research）だけではなく，実践（practice）することを通して健康を目指している学問という点も健康心理学の特徴の1つである。つまり，健康問題やそれらにかかわる要因について研究し，明らかにするだけではなく，行動科学の原理に基づいて実際に健康増進活動を行うという総合的で新しい心理学領域として健康心理学は発展しているのである。

　このような意味で，健康心理学という学問領域は，他の心理学領域の成果の上に成り立っているということができる。たとえば，行動主義に基づく学習心理学の行動理論や方法論，そして，それを継承している認知心理学の社会学習理論や認知療法などは，健康心理学において重要な理論的枠組みの基礎を担っている。この本で取り上げられているストレスについては，認知心理学の発展だけではなく，生理心理学的なアプローチや成果が健康心理学の研究においても非常に大きく貢献している。さらに，臨床心理学の治療に対する心理的，あるいは行動的アプローチは健康心理学の予防や健康増進的介入の基礎的な技法

を提供しており，それらは，研究だけではなく，実践を重視する健康心理学の特徴からも十分に理解することができる。また，発達心理学は健康と病気への成長と加齢の影響という視点について，社会心理学は健康関連行動のモデルや健康教育の実践方法の基礎を提供しているのである。

さらに，健康心理学の大きな特徴として，社会的な要請に基づく予防対策をあげることができる。たとえば，現代社会で生じている健康問題を取り上げたり，そのための具体的な対策を検討するなど，社会の必要性に応じて活動することを目指している。そして，このような予防対策は，主に個別に対するケアというよりは集団に対する取り組みを重視している。したがって，健康心理学が目指している健康とは，単に病気ではないというだけではなく，健康な人がより質の高い健康を目指すという点にも注目することができる。このような健康心理学の立場からストレス・マネジメントを考えることは，個人だけではなく，集団あるいは社会においても重要な意味を持つことが期待できる。そこで，次に，ストレス・マネジメントを考える上で重要なストレス研究の基礎やその成果についてふれてみたい。

(2) ストレスのメカニズム

ストレス研究は，健康心理学だけではなく，多くの心理学や行動科学，医学領域においてもさかんに行われており，ストレス・マネジメントをはじめとした健康増進活動などもストレス研究の成果と貢献であると考えられる。そこではじめに，ストレスのメカニズムとストレス反応について紹介する。

ストレス（stress）とは，セリエ（Selye, H.）が最初に提唱した概念であり，「外界からのあらゆる要求によってもたらされる生体の特異的な反応」と定義されている。彼は，汎適応症候群（General Adaptation Syndrome: GAS）と呼ばれる3つの特徴的な生理的症状の変化を示し，ストレス反応について説明している（Selye, 1956）。彼が提案したこのようなストレス学説は，生理学や医学，生物学，心理学などさまざまな領域の研究者の関心を引き，今日のストレス研究の発展における基礎となった。しかしながら，そこでは，主に生理的な変化をストレス反応と位置づけており，心理的な要因を含めたストレス過程については十分に検討されていなかった。つまり，心理的な健康については重

きがおかれていなかったといえる。

　その後，ストレスに関する多くの心理学的な研究が進み，ライフ・イベントやストレスフルな環境が怒りやその他の否定的な感情を引き起こすというプロセス概念が生まれてきた（Cohen, 1980 ; Holmes & Rahe, 1967 ; Rahe, 1987）。ラザルスとフォークマンによって提唱されたトランスアクショナルなモデルでは，ストレッサーによって認知された関係性である一次的評価（primary appraisal），二次的評価（secondary appraisal）とそれに対する対処行動であるコーピング（coping）の過程全体をストレスと考えている（Lazarus & Folkman, 1984）。そして，このようなストレスの認知評価やコーピング過程の結果，ストレス反応が引き起こされるのである。ストレッサーに対する認知評価の大きさによって，コーピングが影響を受け，ストレス反応としてさまざまな結果が引き起こされるのである。一方，特定のストレスや外傷後ストレス障害（PTSD : Posttraumatic Stress Disorder）のプロセスを考慮し，資源という概念からストレスを考えるモデルも提唱されている（Hobfool, 1989）。いずれにしても，これらの多くのストレスに関連する研究によって，心理的な健康の重要性が注目されるようになってきたのである。

　ストレス研究では，ストレスによって引き起こされる心理的な健康を心理生物学的ストレス反応と呼んでいる。ストレス反応には，不安や恐怖，悲しみや抑うつ，怒りなどの情動的反応，思考力低下や無気力，攻撃的行動などの認知・行動的反応，自律神経系や内分泌系，免疫系などの生理的反応がある。また，このようなストレス反応は，時としてストレス疾患に進展する場合がある。ストレス反応が非常に重大，あるいは，過剰なものであったり，慢性的に続くと，さまざまな心身症や神経症，うつ病などの精神疾患，ウィルスや細菌による感染症を引き起こす場合がある。また，身体疾患としては，ガンや冠動脈心疾患，消化性潰瘍，過敏性大腸炎，アトピー性皮膚炎，月経困難などがある。

　このように，ストレスは特定の症状に特異的に影響を及ぼすというよりは，個人が持っている体質や遺伝，年齢や人種などのストレスへの脆弱性や，対処能力や個人特性などのストレス耐性，環境条件や社会的支援，運動や睡眠，食生活，喫煙行動などの生活習慣といった非常に多くの要因が複合的に作用し，

(3) ストレス認知とコーピング

　ストレス反応への軽減効果を考えた場合，ストレス認知やコーピング（対処行動）が重要な役割を果たすことが明らかにされている（Lazarus, 2000）。彼らのストレス理論では，環境の変化をストレスと認知することによって環境への働きかけであるコーピングが生じ，それは環境を変化させる働きを持つと考えられており，さらに，その結果生じた環境を再評価し，ストレスとして認知されれば，コーピングが引き起こされるという相互的でダイナミックな関係が想定されている。そして，主に心理的な健康を測定しているストレス反応が引き起こされないようにするためには，認知過程が重要であり，ストレス認知やコーピングの種類や程度，あるいは他の関連要因などとストレス反応との関連が多く研究されてきた。

　ストレスに対する対処としては，問題焦点コーピングと情動焦点コーピングという2つに大別できることが提唱されている。そこでは，問題焦点コーピングは，問題の解決に積極的に対処する行動であるが，情動焦点コーピングは，ストレッサによって引き起こされた不快な情動を軽減するためのものであり，最終的な問題の解決にはつながらないと考えられてきた。しかしながら，直接問題の解決ができないようなコントロール不可能なストレス状況の場合には，情動焦点コーピングを行うことによって，ストレス反応が軽減されると考えられる。つまり，ストレス状況下において，好ましい対処法である問題焦点コーピングと好ましくない情動焦点コーピングがあるというように考えるのではなく，さまざまな状況や環境に応じて，個人の不快な情動を軽減し，健康を促進するようなコーピングを行うことが重要なのだといえる。

　われわれは先に，小学生の情動焦点コーピングに注目し，研究を行ってきた。そして，情動焦点コーピングの種類について明らかにし，情動焦点コーピングが持つ役割として，身体的な健康，ソーシャル・サポートとの関連について検討した（大竹ら，1998）。さらに，小学生が採用する情動焦点コーピングの種類によって，状態不安やセルフ・エスティームとの関連が異なることを示した（大竹・島井，1998）。このような情動に関連したコーピングは，個人の健康だ

けではなく，周囲との関係や環境全体を考えた場合にも，非常に重要な役割を担っている。われわれの日常生活を考えた場合にも，問題解決型コーピングを行うことが困難な状況は多く，不快な情動を軽減するための対処法を行う必要性は高いといえる。したがって，情動に対するコーピングを適切に行うことができることが，個人あるいは集団全体の健康を守るために非常に大きな鍵をにぎっていることが考えられる。このように考えると，近年，注目されている情動知能という能力を情動に関連する個人のコーピングや認知としてとらえることができる。この情動知能という個人能力については，第2節から詳しくみていくことにする。

(4) Well-beingを目指した健康

　健康に影響を及ぼすコーピングの種類や，コーピングに関連するさまざまな認知要因を検討することによって，目標としている対象集団に対するストレス・マネジメントの必要性や実施の可能性など，実践研究に必要なニーズ・アセスメントをすることができる。さらに，これらの基礎的な研究を基盤に，実践研究を組み立てることによって，ストレス・マネジメントの効果について評価することが可能になる。このようなストレスに関連するさまざまな研究によって，評価尺度が開発され，多くの成果が生まれてきた。このことは，現代のストレス・マネジメントの基盤となっており，ストレス研究が健康心理学の領域に及ぼした貢献は非常に大きいと考えられる。

　しかしながら，ストレス研究では，最終的なゴールをストレス反応と考えており，特定の疾患や健康状態，あるいはリスク要因など，ストレス以外の枠組みから論じることが困難である。たとえば，リスク認知は，環境変化に対する否定的な評価という側面と考えることができるが，ストレスという概念を用いて説明しようとすることによって，概念やとらえているものの曖昧さが生じる可能性がある。島井ら（2000）は，これまでのストレス研究の新しい方向性として，ストレスという概念から健康や認知をとらえるのではなく，特定の疾患や健康状態，あるいはリスク認知など，個々の現象や異なった感情レベルでの視点を重要視している。

　したがって，ストレスという大きな枠組みから健康について論じるというよ

りは，従来のストレス研究から得られた大きな知見や成果を生かし，個別の現象に目を向け，個々の感情や認知，行動といった仕組みについて明らかにすることが1つの方向性であると考えられる。このような観点からこれまでのストレス・マネジメントについて考えてみると，ストレスに対する認知やコーピングという視点ではなく，たとえば，不安や怒りといった個々の感情に焦点をあてたり，個々の感情に対する認知やコーピングに注目することができるようになる。さらに，このことは，感情と認知，行動といったメカニズムを明らかにすることにもつながるため，非常に有効である可能性が示唆される。

　ストレス反応に代表される心理的な健康について論じる場合，健康と病気の境界線を考える必要がある。健康を維持できるか，あるいは病気になってしまうかという境界線を引く際には，身体的な健康状態だけに注目するのではなく，心理的あるいは社会的な観点から，より包括的に考える必要があることが指摘されている（Rice, 1998）。つまり，健康について考える場合，特定の疾患や身体症状などの身体的な健康を考えることは当然のことであるが，心理的，精神的な健康，あるいは全人的な健康まで広くとらえるような，包括した健康を目指すことが大切なのである。したがって，情動的な側面だけを心理的健康と考えるのではなく，認知的，行動的な反応を含めて，心理的健康について広くとらえることは重要だといえる。

　このような意味で健康を考える立場は，健康日本21においても示されている。健康日本21では，心の健康として，情緒的健康，知的健康，社会的健康，人間的健康という4つの側面があげられている（島井, 2000）。情緒的健康とは，自分の感情や情緒に気づいてそれを適切に表現できることであり，知的健康とは，変化していく状況に応じて適切に考え，現実的な問題解決ができることである。そして，社会的健康とは，他の人や社会と建設的で良い関係を築くことができること，人間的健康とは，人生の目的や意義を見出して主体的に人生を選択できることと定義されている。

　これらの健康の包括的な側面は，人生の質と呼ばれるQOL（quality of life）や全人的な健康であるウエルビーング（well-being）を高めるという観点から考えられており，健康をネガティブな方向から考えるというよりは，よりポジティブな方向からとらえようとする理念が背景にある。これまでのストレス研

究の多くは，ネガティブな健康状態や側面をストレス反応として定義し，それらを引き起こさないようにすることを目指したものが多く，臨床的な観点や予防の中でも特にネガティブな状態に陥ることを防ぐという視点からのアプローチがほとんどであった。このような意味では，近年，注目をあびた情動知能（emotional intelligence）も，より積極的な健康を包括的に目指すための新しい概念だといえる（内山ら，2001）。

そこで次の第2節からは，このような健康を統合的で積極的な観点からとらえた情動知能という概念と能力について考え，第3節では，健康心理学的アプローチの1つとして，情動知能に焦点をあてた実践活動について紹介する。

2. 情動知能とストレス・マネジメント

(1) 情動知能について

情動知能とは，知能指数を示すIQに対応する形でEQと呼ばれることもあるが，この言葉は，アメリカや日本においても1つの流行語となっている。わが国では，Emotional Intelligenceという言葉を情動知能と訳している場合が多く，本章においても情動知能をこの意味で用いる。島井・大竹（2001）は，情動知能研究の歴史的な背景やその概念，さらに，情動知能の評価と応用研究の可能性について詳細に述べているが，ここでは，その中の要点について簡単にみていくことにする。

情動知能に関する研究は，知能（intelligence）の研究から始まった。知能について考える場合，知的な能力だけに焦点をあてるのではなく，知能をより包括的に多面的にとらえることが必要ではないかという視点から，情動に関連した知能の側面について注目されるようになってきた。知能の多重性を指摘したガードナー（Gardner, H.）は，知能について，通常，中心的なものとして考えられている言語的な能力や数学論理的才能，また，音楽，空間，運動能力に加えて，パーソナルな才能としてあらたに対自己（intrapersonal intelligence）と対他者（interpersonal intelligence）という2つの能力を提唱した（Gardner, 1983）。この2つの能力は，今日の情動知能の大きな軸となっているといえる。

このような情動に関する能力や情動の適応性といった研究はその後，多く行

われるようになり，メイヤーとサロヴェイ（Mayer & Salovey）がEmotional Intelligenceという言葉を用いて，情動知能の概念を定義した。彼らの定義によると，情動知能とは「情動を知覚すること，思考を助けるために利用し，作り出すこと，情動と情動の知識を理解すること，情緒的知的な成長を促すように情動を制御すること」と示されている（Mayer & Salovey, 1997）。このように考えると，情動知能は，伝統的に行われてきた知能概念の中の社会的知能（social intelligence）に注目し，心理学や認知科学の成果を受けて拡大してきたということができる。つまり，情動知能には，相手の情動や行動を理解でき，それらをコントロールできるという応用的な能力としての社会的知能だけではなく，自分自身の情動や行動を察知したり，自分の行動をうまくコントロールできるという自己に対する能力も含まれているのである。

このように，情動知能の概念には，情動に関連するさまざまな能力が含まれているため，情動知能は，個人が健康で自分らしく生きるために重要であるだけではなく，対人関係を築き，維持することや，社会環境に適応するためにも，非常に重要な能力であると考えられる。したがって，情動知能を高めることにより，個人および集団の健全さや心身の健康の促進や維持することが可能になると考えられる。このような能力は，従来，情動焦点コーピングとして研究が行われてきた対処能力を含んでおり，ストレス研究では着目されることが少なかった，ポジティブな情動や情動のポジティブな側面を包括している概念である。さらに，この情動知能という能力は，今日，盛んに行われているストレス・マネジメントにも活用できると考えられ，ストレスに対処できる個人の能力を高めるだけではなく，全人的でウエルビーングを含めた健康を考える上で，非常に有効である可能性が示唆される。

（2） 情動知能を測定する尺度

情動知能を測定するために，さまざまな研究者が尺度を開発している。先に述べたように，ガードナーが提唱した対自己（intrapersonal intelligence）と対他者（interpersonal intelligence）という2つの能力は情動知能の大きな概念の軸になっており，情動知能の測定方法においても対象領域としてこの2つが多く取り上げられている。

たとえば，バーオンは，計133項目からなる情動知能の質問紙（Bar-On Emotional Intelligence Quotient Inventory）を開発している（Bar-On, 1997）。この質問紙は，対自己（intrapersonal），対他者（interpersonal）という2つの領域の他に，適応性（adaptability），ストレス・マネジメント（stress management），一般的気分（general mood）という3つを加えた，計5つの対象領域から構成されており，この5つの下位尺度として共感性や感情コントロール，楽観性などの下位概念が含まれている。彼の尺度は，自己と他者という2つの軸に加えて3つの対象領域を提唱しているが，これらは自己と他者という上位の概念と同じレベルにはない概念であり，5つの概念が並列の関係にはないといえる。

この他に，情動知能の対象領域として自己と社会の2つを設定している Emotional Competence Inventory（ECI）がある（Boyatzis *et al.*, 2000）。ゴールマンは，先に情動知能を感情コンピテンスと呼んで，ビジネスマンに必要な感情コンピテンスを個人と社会という2つの対象に分類しており，それらの概念を発展させる形でECIを開発した（Goleman, 1998）。そして，このECIは，2つの対象領域に，それぞれ，自己の気づきと自己コントロール，社会的気づきと社会的スキルという2つの下位概念を設定している。つまり，彼らは，他者という対象領域を包括する形で社会という対象を設定し，その下位概念として，情動の知覚とコントロールを設けていることから，概念のレベルは並列関係にあるといえる。しかしながら，自己に比べて社会という対象領域が含むものが非常に広く，概念やその中身の量的なバランスに欠けることも事実である。

わが国では，内山（1997）が自己と他者の2つの対象領域を設定し，EQテスト思案を開発している。この尺度では，自己の下位概念として，スマートさ，自己洞察，主観的判断，自己動機づけ，楽観性，自己コントロールの6つがあり，一方，他者対象領域は，愛他心，共感的理解，社会的スキル，社会的デフトネスの4つの下位概念が設定されている。この尺度では，情動や認知，行動について幅広く概念が検討されているが，他者の対象領域の中に，対人的なものと社会や環境的なものが混雑しており，概念に曖昧さが残っているといえる。

このことは，先にみてきたように，これまでの情動知能尺度の概念に関する問題点だと考えられる。自己という対象領域については問題ないと考えられるが，対人と考えるとあてはまらない概念があったり，社会という対象にすると概念が大きすぎるなど，対人あるいは社会という対象領域の設定を再検討する必要があることを示唆している。その場の状況を判断したり，変化する社会に対応できるといった情動知能は，自分や他者との関係だけではなく，第三者との関係を含んだ，状況に関連して発揮される能力であり，この状況に対応するための能力こそが，これまで対人という対象領域から考えるとはみ出したり，社会と考えると概念の矛盾が生じていた能力だと考えられる。そこで，われわれは，自己と対人という従来の情動知能の対象領域に，状況という新しい対象領域が必要であることを提案し，新しい情動知能尺度（EQS：エクス）を開発した（内山ら，2001）。そこで次に，このEQSの特徴と開発経緯について紹介する。

(3) 情動知能尺度（EQS：エクス）

われわれは，これまでにない新しい情動知能の対象領域として，状況を提唱し，自己対応，対人対応，状況対応という3つの概念を独自に定義している。表1-1には，EQSの構成概念表を示している。これをみてもわかるように，それぞれの領域ごとに対応概念として対応因子を各3つ設定し，それらの下位概念としてさらに2つあるいは3つの下位因子を設定し，概念の定義と構造は非常にわかりやすくなっている。自己対応は，自己洞察，自己動機づけ，自己コントロール，対人対応は，共感性，愛他心，対人コントロール，状況対応は，状況洞察，リーダーシップ，状況コントロールから構成されており，情動や認知，行動という幅広い側面から包括的に情動知能をとらえられるように開発されている。

このEQSは，回答信頼性傾向を判定する2項目を含む，計65項目から構成されている。EQSには，比較的少ない項目数で21という非常に多くの下位因子があり，さらに対象領域，対応因子，下位因子という3つの概念レベルが想定されていることから，包括的で整合性のある測定尺度として開発されている。尺度の標準化については，内的一貫信頼性や再テスト信頼性が高く，因子

表1-1 情動知能尺度（EQS：エクス）の構成概念表

領域	対応因子	下位因子
自己対応 (intrapersonal)	自己洞察 (self-awareness)	感情察知（emotional awareness）
		自己効力（self-efficacy）
	自己動機づけ (self-motivation)	粘り（perseverance）
		熱意（enthusiasm）
	自己コントロール (self-control)	自己決定（self-decision）
		自制心（impulse control）
		目標追求（patience）
対人対応 (interpersonal)	共感性 (empathy)	喜びの共感（sharing positive emotion）
		悩みの共感（sharing negative emotion）
	愛他心 (altruism)	配慮（personal consideration）
		自発的援助（voluntary support）
	対人コントロール (interpersonal relationship)	人材活用力（personal management）
		人付き合い（sociability）
		協力（cooperation）
状況対応 (organizational)	状況洞察 (situational awareness)	決断（decision making）
		楽天主義（optimism）
		気配り（group consideration）
	リーダーシップ (leadership)	集団指導（influence）
		危機管理（risk management）
	状況コントロール (flexibility)	機転性（tactfulness）
		適応性（adaptability）

的妥当性，5因子性格検査，楽観性尺度，精神健康調査票（GHQ），アレキシサイミアなどとの関連性や職業別，年齢別，性別にみた得点の特徴からも，妥当性が高いことが確認されている（大竹ら，2001；島井ら，2002）。このように，独自に開発した情動知能尺度（EQS：エクス）は，さまざまな角度から妥当性，信頼性が検討されており，心理尺度としての基本的な要件を十分に満たす質問紙であるといえる。

このように，EQSで測定している情動知能は，包括した多くの能力を含んでいることがわかる。この情動知能という能力は，個人が健康で自分らしく生活するために重要であるだけではなく，対人関係を築き，維持することや社会環境に適応するためにも，非常に重要であることが考えられる。したがって，

情動知能を高めることにより，個人および集団の健全さや心身の健康の促進や維持が可能になると考えられる。そして，このような能力は，大人だけではなく，子どもにおいても，すなわち，人間の健康全体やPsychological Well-beingを高めることにつながることが期待できる。また近年，心理学領域において注目されているポジティブ心理学（Positive Psychology）の方向性でもある，積極的な意味での健康を考える上でも，非常に大きな鍵を握っている能力の1つだと考えられる。

3. 情動知能を高めるための実践研究と今後の可能性

(1) 社会人における情動知能

　ここでは，情動知能を高めるためのさまざまな取り組みについて考えてみたい。まずはじめに社会人を対象に行った実践活動について，次に，小学生を対象に行った情動知能を高めるための健康教育について，われわれが行った2つの取り組みを紹介しながら，情動知能を高めるための実践研究について考えてみる。

　社会人を対象に情動知能を高めるための教室を実施するにあたって，情動知能の中の自己洞察と楽観性，共感的理解という3つの能力を取り上げた。われわれは，社会人63名を対象に，教室1回につき，2〜4名という小規模な集団で情動知能を高める実践活動を行った（大竹・島井，2000）。これらの情動知能の能力は，従来のストレス・マネジメントにおいてもよく取り上げられてきた能力であるが，ここではこれらを情動知能と位置づけている。情動知能という概念を用いてそれらを高めるための働きかけを行うことによって，ストレスをより包括的にとらえることができるため，ストレスフルな状況においてだけではなく，さまざまな社会環境においても，より個人の能力が生かされる可能性が考えられる。そして，対象者の気づきに焦点をあて，情動知能の情動的側面と認知的側面の変容を目指した。さらに，本教室では，疾患をもたない一般成人を対象にしていたため，参加者の興味や関心を高め，動機づけを促すため，情動知能に関するクイズ形式のパネルを作成し，教室の進行を工夫しながら自分自身の気づきを高めるという一次予防としての活動を行った。

このような情動知能という新しい能力に焦点をあてた取り組みは，人生の質やWell-beingにつながる全人的で積極的な健康を目指しているだけではなく，社会的な成功や社会的な貢献も含まれているため，社会人である参加者の動機や教室の評価は高く示されていた。ゴールマン（Goleman, D.）が1998年に出版した，ビジネスEQ（Working with emotional intelligence）は，職場や社会における情動知能について書かれた本である。彼は，職場や社会において情動知能は非常に重要な意味をもち，それが発揮されることの成果を期待している。すなわち，最終的な目標が社会的な成功をおさめることだと考えると，業績が向上したり，社会的に円滑に仕事が進むなど，職場において情動知能が重要であることは十分理解できるし，同時に，情動知能が社会貢献という大きな役割を担うのだといえる。このように社会人において情動知能が大きな意味を持つことは，多く出版されているビジネスマン向きの本からも納得できる（Steiner & Perry, 1997；Stain & Book, 2000）。

　情動知能を高めることが，社会において成功をおさめる1つの鍵になるのだとすれば，今後，情動知能は，職場の研修や社会人に必要とされる能力として注目される可能性がある。そして，われわれの社会人の調査結果からも示されているように，職種によって自己対応や対人対応，状況対応の情動知能が異なり，非常に特徴的な得点分布をしていることを考えると（内山ら, 2001），各職種や地位によって必要とされる能力に焦点をあて，研修することができると考えられる。職場において特に求められている能力を"organization emotional intelligence"と呼んでいる研究者もいるように，職場での情動知能の重要性は今後さらに高まることが予測される（Chernis, 2000）。したがって，これまで直接目標とされず，注目されてこなかった情動知能に焦点をあて，情動知能に含まれるさまざまな能力を職場の研修に取り入れることが求められており，その試みは十分に期待されている（Ikemi et al., 2000）。

(2) 学校における情動知能

　学校での情動知能を高めるための取り組みとして，小学生を対象にした実践活動が考えられる。ここでは，われわれが行ってきた情動知能を高めるための実践研究の試みとして，小学生を対象にした活動について少し詳しく紹介しな

がら，学校現場での取り組みについて考えてみる。

　小学生について考えた場合，情動知能の自己と対人という2つの領域の比重が大きく，特に重要な役割を果たすと考えられるため，自己対応として自己洞察と自己コントロール，対人対応として共感性と対人コントロールを取り上げて，これらの情動知能に焦点をあてた一次予防的な介入研究を行った。対象者は，小学校1年生（低学年）41名，3年生（中学年）31名，5年生（高学年）31名であり，それぞれ学年別に2回ずつ計6回の授業を行った。授業の実施者は現職の小学校教諭であり，どの学年も同じ1人の教諭が授業を行うという形式をとった。この取り組みは予備的な研究であったため，事前のベースライン調査は実施せず，授業後に簡単な質問紙調査を行い，その結果とビデオ撮影からの観察，および授業実施者である現職の教員の内省と生徒の観察から授業の評価を行った。

　各学年ごとに計2回の授業のうち，第1回目は，自己洞察と共感性を取り上げ，情動知能の基礎的な能力について高めることを目指した。次に，第2回目の授業では，応用的な能力として，自己コントロールと対人コントロールを取り上げた。そして，対人場面を設定したロール・プレイを行い，これらの能力の習得を目指した。この実践研究を行うにあたって，2回の授業ごとに具体的な授業目標を設定した。第1回目の目標は，①自己洞察として，自分の感情を知り，どんな時に自分がどのような感情状態になるのかを気づかせること，②共感性として，自分と同じように相手の気持ちを考えることができ，人によって感じ方が異なることを理解させることであった。そして，第2回目は，①自己コントロールとして，自分の感情や行動をコントロールし，自分で意思決定ができること，②対人コントロールとして，人と協力したり，コミュニケーションをとることができるなど，他者とのじょうずなかかわりや付き合い方に関するスキルを高めることを目標とした。これらの目標に基づいて各学年ごとに授業案を作成した。学年に応じて目標達成可能なレベルが異なるため，授業内容は多少異なるが，子どもたちの感情，認知，行動の変化について注目し，授業の効果を検討するよう心がけた。

(3) 小学生における情動知能：基礎的な能力

　情動知能とは，情動に関連した個人の能力であるため，さまざまな情動を感じたり，理解することが重要であると考えられる。そこで，われわれの実践活動では，1回目の授業として，悲しみや怒りといったネガティブな感情や喜びや楽しみといったポジティブな感情を取り上げた。これらの感情について，顔のパネルを提示し，自分がどんな時にそのような感情になり，他者はどのように感じるかなど話し合いを通して理解を深めた。その結果，子どもたちの反応として，自分自身がさまざまな気持ちになることがわかった，友だちと自分では感じ方が異なることがわかったなど，自己洞察や共感性が高まったと考えられる意見が多く聞かれた。また，図1-1に示したような，さまざまな表情が描かれたカードを用いることによって，子どもたちは楽しみながら授業に参加することができ，カードの顔に色塗りをするなど，子どもたちの興味や関心をひくことができた。さらに，授業後に行った質問紙調査の結果からは，学年を通して85％以上の子どもたちが自分の感情や変化を知り，気づくことができると回答しており，自己洞察に関する能力が高まったと考えることができた。一方，共感性については，友だちの気持ちを理解することができる，友だちがどうしてそのような気持ちになるのかわかる，と回答した子どもたちは，1年では約55％，3年生では60〜65％，5年生では60〜75％であり，学年が上がるにつれて共感性が高まることが示された。

　このように，自己洞察の方が共感性よりも理解度が高く，獲得が容易であると考えられ，この傾向は，授業中の子どもたちの発言からも示されていた。た

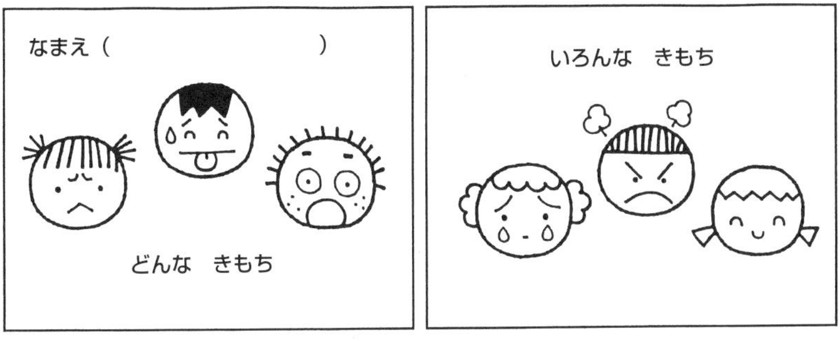

図1-1　小学生に使用したカード

とえば，自分の気持ちや感じ方について話し合った場合，子どもたちは，嬉しい，悲しい，怒っているなどの感情表現だけではなく，ふん！っていう気持ち，どうしたの？っていう気持ち，恐いけど戦いたい気持ち，嬉しい気持ちとほっとした気持ちの中間など，基本感情や複雑な感情状態を子ども独自の言葉で表現していた。しかしながら，友だちや他者について考えた場合は，よくわからないといった反応も多く聞かれた。

(4) 小学生における情動知能：応用的な能力

　第2回目の授業では，自己コントロールと対人コントロールに焦点をあて，授業案を作成した。これら2つの能力は，学年が上がるにつれて獲得が容易で，可能になると考えられるため，高学年では，ロール・プレイを行う際，より日常生活に密着した状況設定を行ったり，感情の表出や伝達に関する解決方法の選択肢を増やすなど，実践活動を工夫した。具体的には，学年を通して，スキルやコントロール感を高めるためにロール・プレイを行い，自分にもできるという感覚や実感を認識させたり，実際に体験させてスキルを獲得させることを目指した。

　まず，自分がある感情状態になった場合，どのように対処しているか，また，どのように考え，行動することが自分の感情の解決につながるのかということを話し合った。その結果，自分で解決する，考え方を変えるなど，多くの対処法があげられた。これらの対処法についてロール・プレイを行ったり，話し合いをすることによって，自分の対処法を認識させ，その対処が自分の感情にどのような影響を及ぼしているのかを気づかせることができた。また，感情によって自分自身にどのような変化が起こるかを考えさせ，さまざまな感情によって，心や体に変化が起こること，時間経過に応じてそれらの感情が変化することを気づかせることができた。その後，全員で呼吸法を用いたリラクセーションを行い，リラックスした状態を体験させた。子どもの反応として，すっきりした，落ち着いた気持ちがしたなどの声が聞かれ，授業後も試すなど，行動の変化もみられた。

　授業後に行った質問紙調査の結果からは，約80％以上の子どもたちが自分の感情状態を解決するためにどうしたらいいか考えることができる，コントロ

ールすることができると回答しており，自己コントロールに関する能力を高めることができたと考えられた。一方，対人コントロールについては，約65％から75％の子どもたちが自分の感情を表現したり，相手に伝えることができると回答していた。このように，対人コントロールは，他者とのかかわりの中で必要な能力であるため，自己に関するコントロール能力に比べると獲得が難しいと考えられた。

(5) 情動知能とストレス・マネジメント

　ここで紹介した情動知能を高める新しい健康教育の試みは，子どもの情動的，知的な成長やストレス対処の基礎となる能力を高めることにつながると考えられる。また，授業で使用する教材を開発したり宿題を課すなど，授業案の工夫をすることも非常に重要である。われわれは，はじめての試みとして各学年計2回の授業を実施したため，持続した子どもの反応を検討することが困難であったが，今度，系統的に回数を増やしたり，子どもたちのベースラインを把握し，その変化を検討することによって，健康教育の効果をより明らかにすることができると考えられる。すなわち，健康心理学的介入を行う場合には，ニーズアセスメントや授業の立案，実施，そして評価など，一連のプロセスを経て実践研究を行う必要がある。

　このように考えると，現在，盛んに行われているストレス・マネジメントを，情動知能という側面から位置づけることができる。たとえば，アメリカ健康財団が行ってきた健康教育プログラム"Know Your Body（KYB）"としてのライフスキル教育は，喫煙や食行動などの健康習慣に関連して必要だと考えられている，目標設定能力，問題解決能力，セルフ・エスティーム，コミュニケーション能力，ストレス・コーピング能力の5つを取り上げているが，これらは情動知能を高めることを目指した健康教育として位置づけることができる。もちろん，KYBは，情動知能という概念に基づいて開発された健康教育プログラムではないが，その中身としては情動知能にあてはまる能力であり，情動知能という概念が定義される前から，現場の必要性に応じて実践研究が行われてきたことがわかる。

　さらに，わが国においても，近年，生きる力や総合的な教育の重要性が指摘

されており，情動知能のような能力を高める教育がこれからの社会に求められていることを示しているといえる。このことは，ネガティブな情動やそれによる不健康な状態を予防することを目指した従来のストレス研究を見直し，情動のポジティブな側面やより積極的な健康を含めて健康全体を考えることの重要性を意味していると考えられる。そして，このような情動知能を高めることを目指した教育プログラムが実現できる背景には，これまでの多くの基礎的なストレス研究の成果やストレス・マネジメントや健康教育で活用されてきた技法や方法論などの貢献があるといえる。

〈引用文献〉

Bar-On, R. 1997 Development of the Bar-On EQ-i: A measure of emotional intelligence. *The 105th Annual Convention of the American Psychological Association in Chicago in August*, pp.1-32.

Boyatzis, R.R., Goleman, D., & Rhee, K. S. 2000 Clustering competence in emotional intelligence. In R. Bar-On & J. D. Parker(eds.), *The handbook of emotional intelligence*. San Francisco: Jossey-Bass, pp. 343-362.

Chernis, C. 2000 Social and emotional competence in the workplace. In R. Bar-On & J. D. Parker(eds.), *The handbook of emotional intelligence*. San Francisco: Jossey-Bass, pp. 433-458.

Cohen, S. 1980 Aftereffects of stress on human performance and social behavior: A review of research and theory. *Psychological Bulletin*, **88**, pp.82-108.

Gardner, H. 1983 *Frames of mind: The theory of multiple intelligence.* New York: Basic Books.

Goleman, D. 1998 *Working with emotional intelligence.* New York: Bantam.（梅津廣祐良訳 2000 ビジネスEQ 東洋経済社）

Hobfool, S.E. 1989 Conservation of resources. American Psychologist, **44**, pp.513-524.

Holmes, T.H., & Rahe, R.H. 1967 The social readjustment rating scale. *Journal of Psychosomatic Research*, **11**, pp.213-218.

Ikemi, A, Ryback, D., Kubota, S., Noda, E., Takahara, H., Kunisada, T., Doi, A., Hirobe, H., Mishima, N., & Nagata, S. 2000 Person-centered-experiential approaches to corporate mental health and EQ promotion in Japan. *Kobe College Studies*, **138**, pp.258-273.

Lazarus, R.S. 2000 Evolution of model of stress, coping, and discrete emotions. In V. H. Rice(ed), *Handbook of Stress, Coping, and Health.* Thousand Oaks, Sage Publications, pp.195-222.

Lazarus, R.S., & Folkman, S. 1984 *Stress, Appraisal, and Coping.* Springer.（本明寛・春木豊・織田正美 監訳 1991 ストレスの心理学 実務教育出版）

Mayer, J.D., & Salovey, P. 1997 What is emotional intelligence. In P. Salovey & D, J. Sluyter (eds.), *Emotional development and emotional intelligence*. Basic Books, pp.3-31.

大竹恵子・島井哲志 1998 小学生のコーピング方略と状態不安との関係 神戸女学院大学ヒューマンサイエンス, pp.7-14.

大竹恵子・島井哲志・嶋田洋徳 1998 小学生のコーピング方略の実態と役割 健康心理学研究, **11**(2), pp.37-47.

大竹恵子・島井哲志 2000 一般成人を対象にした健康増進活動：ストレス・マネジメント教室の実施 神戸女学院大学ヒューマンサイエンス, pp.1-4.

大竹恵子・島井哲志・内山喜久雄・宇津木成介 2001 情動知能尺度(EQS：エクス)の開発と因子的妥当性・信頼性の検討 産業ストレス学研究, **8**(3), 153-161.

Rahe, R.H. 1987 Recent life changes, emotions, and behaviors in coronary heart disease. In A. Baum & J. E. Singer(eds.), *Handbook of Psychology and Health: Stress*. Hillsdale, NJ: Lawrence Erlbaum Associates, pp229-254.

Rice, P.L. 1998 *Health psychology*. Brooks/Cole Publishing Company.

Selye, H. 1956 *The stress of life*. McGraw-Hill. (杉靖三郎・田多井吉之助・藤井尚治・竹宮隆 訳 1976 現代社会とストレス 法政大学出版)

島井哲志 1997 健康心理学 培風館

島井哲志 2000 「休養・こころの健康づくり」の基本的な考え方と進め方 公衆衛生, **64**(9), pp.652-655.

島井哲志・松島由美子・大竹恵子・西信雄 2000 ストレス認知と対処行動 ストレス科学, **15**(1), pp.32-39.

島井哲志・大竹恵子 2001 情動知能：その概念，評価方法と応用の可能性 神戸女学院大学論集, **48**(1), pp.159-173.

島井哲志・大竹恵子・宇津木成介・内山喜久雄 2002 情動知能尺度(EQS：エクス)の構成概念妥当性と再テスト信頼性の検討 行動医学研究, **8**, pp.38-44.

Stain, S.J., & Book, H.E. 2000 *The EQ edge: Emotional intelligence and your success*. Toronto: Stoddart Publishing.

Steiner, C., & Perry, P. 1997 *Achieving emotional literacy: A personal program to increase your emotional intelligence*. New York: Avon Book.

内山喜久雄 1997 EQその潜在力の伸ばし方 講談社

内山喜久雄・島井哲志・宇津木成介・大竹恵子 2001 情動知能尺度(EQS：エクス)検査用紙, マニュアル 実務教育出版

第2章
自律的でセルフ・エスティームに満ちた性格形成のための総合的教育プログラム

松村 亨・山崎勝之

1. 自律的でセルフ・エスティームに満ちた性格の形成

(1) 子どもの心と健康

　近年の学校現場は，不登校，いじめをはじめ，学級崩壊，少年犯罪の低年齢化など，さまざまな問題に直面している。これらの問題の背景には，自分を大切にしようとする自尊感情の欠如や（萩原, 2000），自分の問題を自分で解決してこなかった結果，依存的になり，自分に自信をなくし，自分を好きになれなくなっていること（坂本, 2000）などの原因が指摘され，子どもたちの心的側面に目を向けた報告が多くある。

　また，文部省（現文部科学省）の保健体育審議会答申（1997）では，「社会の変化に対応して，新たに健康の保持増進の観点から，早急に取り組むべき課題が指摘され，とりわけ児童生徒については，薬物乱用，性の逸脱行動，肥満や生活習慣病の兆候，いじめや登校拒否，感染症の新たな課題等の健康に関する課題が近年深刻化している。これらの課題の多くは，自分の存在に価値や自信を持てなくなるなど，心の健康問題と大きくかかわっていると考えられる」と，子どもたちの心と体の健康問題の早期対応の必要性を指摘している。

　このような心と体の健康問題を考えるとき，ブランデン（Branden, 1987）は，セルフ・エスティーム（self-esteem）を高めることで自分の人生が切り開かれるといっている。つまり，「自分が有能であるという実感」や「自分は価値があるという実感」こそが，よりよく生きていく上で大切だというのであ

る。

　セルフ・エスティームに関する研究は多く，その概念についてもさまざまである（Colvin & Block, 1994；遠藤由美, 1995, 1998；Taylor & Brown, 1988）。ここでは，セルフ・エスティームを心身の健康に影響を及ぼす性格の1つとしてとらえ，安定して肯定的自己イメージを感じることのできる性格として考えていく。そして，ここでいう肯定的自己イメージとは，自己概念と結びついている望ましい自己の価値と能力の感覚（感情）のことであり（遠藤辰雄ら, 1992），今の子どもたちの心身の健康にとって，性格としてのセルフ・エスティームを適切に教育していくことが早急に求められている。

(2) 性格と行動から健康を考えるプログラムの必要性

　子どもたちの心身の健康に影響を及ぼす要因は多様であるが，その大きな要因の1つとして，性格特性が考えられる。性格は，比較的環境に左右されることなく持続的にその本人の行動特徴を規定し続けていき，発達上一度できあがると，認知，感情，行動の特徴を決定づけるコントローラーとなり（山崎ら, 2001），時期や状況にかかわりなく比較的安定した認知，感情，行動の傾向をもたらすことが指摘されている（Scheier & Bridges, 1995）。

　この性格が健康に及ぼす影響については，多くの実証的研究が報告されている（たとえば，Alexander, 1950；Friedman & Rosenman, 1959）。最近になって，健康との関連から自律性を性格特性として考え（Grossarth-Maticek *et al.*, 1988；山崎, 2000），自律性がそこなわれた結果，攻撃性，依存・消極性といった性格が形成され，子どもたちの心身の健康に多大な悪影響を及ぼすことを指摘する研究が散見される。そして，このような健康への悪影響を予防するための教育プログラムが実践され，その成果が報告されつつある（笠井, 1998；今村, 1999）。

　一方，前節で述べたように，現代の子どもたちには，自分を好きになれない，自分の存在に価値や自信を持てなくなるといった認知傾向や感情傾向が多くみられる。このことは，セルフ・エスティームの低さを示し，このような状態が長く続くことによって，抑うつ傾向になるといった指摘がなされている（Kahn & Kehle, 1990）。また，自分の能力を過大評価したり，自分を高めるた

めに人をおとしめようとしたりする見せかけのセルフ・エスティームの高さも，対人場面などで，「ほんとうの自分は違うのに，どうしてあんなことを言ったのだろう」と後悔したり自戒の念にとらわれたりすることとなり，そのことが長く続くと心身の健康に悪影響を及ぼすことになる（Branden, 1987）。

そこで，セルフ・エスティームが低い子どもたちに対しては，それを高める教育を施す必要がある。本章で紹介するプログラムでは，性格特性と健康との関連から，自律性，セルフ・エスティームに焦点をあて，学校のクラス集団を対象とした教育を考える。

2. プログラムの目標構成

(1) プログラムにおける階層的目標設定

山崎（2000）によると，自律性やセルフ・エスティームといった性格は，環境変化からの独立性が比較的高い安定した特徴を持ち，性格が行動や感情よりも安定した概念であるのは，行動，感情，認知の傾向を総合した特性であることによる。このことから，自律性やセルフ・エスティームといった性格の変容は，直接的に性格を変容させるよりも，これらの性格を構成する3つの側面——行動，感情，認知——への変容アプローチを，総合的に行うことによって可能となることが推測される。

実際にプログラムを作成する場合には，上記のことを考慮して，最初に教育目標を明確に設定することが必要になる。しかし，「自律的でセルフ・エスティームに満ちた性格の形成」というプログラムが目指す一番大きな目標（大目標）が，性格の変容という大きな目標であるため，そこから具体的方法を直接導くことは難しいといえる。そこで，この大目標を達成するための構成目標，構成目標を達成するための操作目標，というように，教育目標を階層的に設定し，操作目標のもとに具体的な方法を展開することが考えられる。このような設定にすると，具体的な個々の方法と大目標との関連が明確になり，方法が目標から乖離する危険性が少なくなる。

まず，プログラムが目指す最も大きな目標は，自律的でセルフ・エスティームに満ちた性格の形成である。セルフ・エスティームに満ちた性格の形成によ

って、自律性がそこなわれた結果生じる攻撃性や依存・消極性についても、その適正化や改善を目指すこととなる。次に、大目標達成のために構成された目標には、先述したように、行動面、感情面、認知面へのアプローチが重要である。まず、行動面においては、自分自身と他人を尊重するスキルの獲得を目指すことを目標とした。次に、感情面では、怒りや抑うつなどの感情が、自分の意思でコントロールできることを知り、そのスキルを身につけさせることを目標とした。そして、認知面では、否定的に自己価値をとらえる原因帰属の改善を目指すことを目標とした。

最後に、各構成目標を達成させるために、プログラムの実際の内容に直接かかわる理論や技法に基づいた操作目標の設定を行う。まず、行動面に対しては、対人行動における具体的スキルの学習を目指すため、「他人の良いところの気づき」「あたたかいメッセージの伝達」(笠井, 1998)、「主張性（アサーティブ行動）の獲得」(今村, 1999) を行う。次に、感情面に対しては、セルフ・エスティームの高い子どもは、より強い自己効力感（self-efficacy）やコントロール感を持っていることから（Harter, 1983）、怒り感情や抑うつ感情などを自分の意思でコントロールする気分のコントロール・スキルの獲得を目指し、リラクセーション（relaxation）や自己コントロール・スキル（self control skill）の獲得を行う。最後に、認知面に対しては、どの程度自分のセルフ・エスティームを動揺させ脅かすかは、当人が日常生活で出会うさまざまな出来事に対する行動の発生原因を何に帰属するかに大きく依存していることから（Weiner, 1985；Weiner *et al.*, 1982）、成功場面における能力・努力帰属全般への改善、失敗場面における努力帰属全般への改善と悪意意図帰属の改善を目標とする。

(2) プログラムにおける期待効果

階層的教育目標をもとに構築されたプログラムを実施していくことによって、さまざまな直接的期待効果が考えられる。その中でも最も期待できる効果として、まず、クラス集団を構成する1人ひとりの子どもたちの行動、感情、認知の変容によって、クラス構成員における対人ストレスが低減されることが期待される。

次に、攻撃性の適正化や、依存・消極性の改善により、免疫系や循環器系を

中心とした生理反応の安定と強化が考えられる。たとえば、攻撃性について考えると、攻撃性が高くなることによって血圧を高めたり、攻撃性が持続することによって抑うつや心臓病につながったりするという、心身の不健康（疾患）が考えられるが、それらを防ぐことにも効果が出てくると期待される。一方、依存・消極性についても、この性格特性が持続することによって、大きなストレスを抱えやすい、ガンに罹りやすいという、心身の不健康（疾患）が考えられるが、それらについても予防の期待効果が考えられる。

また、間接的期待効果としては、子どもたちひとりひとりの心（性格や行動）が、プログラムにより変容していくことで、攻撃性や依存・消極性、セルフ・エスティームの低下などが原因の1つと考えられる、いじめ行動や不登校の予防と改善に役立つのではないかと考えられる。

3. プログラム目標達成の中心となる理論および技法

プログラムの実施にあたっては、操作目標や構成目標とのかかわりを考慮しながら、さまざまな理論および技法に基づいて教育方法を考案する。

これから述べる教育方法を支える理論の中心となるのは、スキナー（Skinner, 1938, 1957）のオペラント条件づけ理論、バンデューラ（Bandura, 1977, 1986）の社会的学習（認知）理論であるが、このほかにも、教育効果を高めるため、多領域にわたる複数の理論を柔軟に組み合わせてプログラムを構成する。

(1) 行動面の目標達成で中心となるグループ・ワーク

クラス集団において、グループ・ワーク（Group Work）を導入することは、対人間でのスキル習得には欠かすことのできない教育方法となる。プログラムでは、対人場面において、目標となる行動面のスキル遂行の技術や能力を獲得するために、行動リハーサルとしてのロール・プレイング（role playing）を行う。その際、グループ・ワークを中心にプログラムを進めることによって、モデリング（modeling）やシェアリング（sharing）を円滑に行うことができ、教育効果を高めることにつながる。

この教育方法については，次節で，小グループでの活動を中心とした適用技法として，ロール・プレイングを扱ったモジュールRP（Role Playing）と，ブレイン・ストーミング（brain storming）やグループ・ディスカッション（group discussion）などの討論の技法を扱ったモジュールGA（Group Activity）を紹介する。なお，ここでいうモジュール（module）とは，教育方法のまとまりの最小単位を示す用語である。

(2) 感情面の目標達成で中心となるセルフ・コントロール・ワーク

セルフ・コントロール・ワーク（Self-control Work）では，まず，怒り感情を抱いたとき，とっさに大きな呼吸をして心を落ち着かせたり，1日の生活を振り返る際，心を落ち着かせ，ゆったりとした気持ちで省察をするため，漸進的筋弛緩法，呼吸法，自律訓練法を参考にした簡単なリラクセーションを行う。

そして，怒り感情や抑うつ感情を抱いたとき，自分の笑顔をイメージしたり，自分で考えたメッセージを心の中でつぶやくことで，もとの落ち着いた気持ちに戻すという，自己の感情をコントロールするスキルとしてのセルフ・コントロールを行う。

次節では，心を落ち着かせる感情面の目標達成のための具体的技法として，モジュールRX（Relaxation），モジュールSC（Self Control）を紹介する。

(3) 認知面の目標達成の中心となるリフレクションと強化ワーク

リフレクション・ワーク（Reflection Work）では，認知・行動療法，来談者中心療法を参考に，省察（reflection）やコメントによる指導を行い，強化ワーク（Reinforcement Work）では，応用行動分析理論に基づく強化（reinforcement）を行うことで，認知面の目標の達成を図る。

子どもたちの行動が，どのような感情や認知の結果生じたのかを，自分自身で振り返るセルフ・モニタリング（self monitoring）を行うことと，それに対して，教師，あるいは，プログラム実施者が，コメントをそえる指導を行うことで，子どもたちの帰属スタイル（自分に生じた事柄の原因が，どこにあると考えるか，その子ども独自の様式）の変容を促すわけである。具体的には，子

どもたちが，学校生活の中で嬉しかったことや悲しかったことを振り返り，そのことが起きた理由を自分なりに考えていく活動と，それに対するコメント指導をキャッチボールのように行うわけであるが，指導はあくまで共感的，受容的態度で進めていく必要がある。

ここでの強化には，教師や実施者が子どもたちひとりひとりに行う強化（個人強化）と，学級集団全体への働きかけを媒介として，構成員である子どもたちひとりひとりの行動変容を試みる強化（集団強化）とがある。条件づけ理論に基づく強化の技法を，個人や集団に適宜導入していくことで，望ましい行動の習得がより活発に行われるようになるのである。

次節では，これらの方法について，モジュール RC（Reflection & Comment），モジュール RO（Reinforcement Operation）という具体的技法として紹介する。

(4) リレーションと説明ワーク

実際の学習場面では，教育効果を高めるために，グループ内ならびに教師と児童のリレーションを高めることを目的とした活動や，これから始まるプログラムへの関心・意欲を高めることを目的とした活動を行う必要がある。

また，気分のコントロール・スキルの獲得の必要性，対人行動における具体的スキルの意味や目的について知識の伝達を行うことも，学習意欲を高める上で重要である。本プログラムでは，児童期の子どもたちの好奇心が旺盛であることを考えて，あえて専門的な用語（たとえば，ロール・プレイング，ブレイン・ストーミングなど）を登場させるので，プログラム中に登場するさまざまな用語についても，その説明などを簡単に行う。

これらのワークについては，次節で，構成的グループ・エンカウンターを参考にしたモジュール EA（Exercise Activity），ブレイン・ストーミング，グループ・ディスカッションを取り入れたモジュール KA（Knowledge Acquisition）を紹介する。

4. プログラムの具体的内容

ここでは，これまで述べてきた目標や理論・技法に基づいて，どのように学

校のクラス集団を対象としたプログラムとして実施するかについて，具体的内容をいくつか述べていくこととする。

(1) 操作目標別の時系列に沿ったラフ・デザイン

　学校教育現場でプログラムを実際に行うには，学習全体の流れの中で1単位時間が，どのような内容を目的としているのかを明確に位置づける必要がある。そのために，本プログラムでは，操作目標別に時系列に沿った大まかな流れを3つのセッション（全11時間）で構成する（表2-1）。
　表2-1では，各セッション，1単位時間のめあてが進度に合わせて組まれている。まず，セッションを通した大きなテーマとして，「笑顔の花を咲かそう！」を掲げ，セッションⅠでは，「自分だけの気分のコントロール法を見つけよう」というテーマで，感情面へのアプローチを行う。次に，セッションⅡ，Ⅲでは，「ことばのメッセージを上手に使う達人になろう」というテーマで，行動面へのアプローチを行う。そして，これら3つのセッションの進度に合わせて，終わりの会の時間やホーム・ワークを通して，認知面へのアプローチを行う。

(2) 各操作目標へのアプローチ
①行動面へのアプローチ

　対人行動における具体的スキルの学習を目指す行動面へのアプローチでは，モジュールGA，モジュールRPを取り入れて，2つのセッションを実施する。
　まず，「ことばのメッセージを上手に使う達人になろう(1)」（5時間）では，モジュールKAにより，「あたたかいメッセージ」「アサーティブ・メッセージ」という「うれしい気もち・なごやかな気もちになるメッセージ」の必要性について学習する。その後，2人組で，はじめは教師が作ったシナリオによるロール・プレイングを行い，後に，児童の創作によるより生活場面に近づけたロール・プレイングを行う。
　次に，「ことばのメッセージを上手に使う達人になろう(2)」（4時間）では，モジュールRPを，2人から，さらに人数を増やし，小グループで行い，互いのロール・プレイングを発表する会を設けて，活動への意欲づけを図るととも

4. プログラムの具体的内容　29

表2-1　操作目標別の時系列に沿ったラフデザイン
セッションを通した大きなテーマ〈笑顔の花を咲かそう！〉

(b) 感情面：
気分のコントロールスキルの獲得を目指す

セッション	内容	時間
I	「自分だけの気分のコントロール法を見つけよう」	(45×3)
-1	①笑顔の花を咲かそう 　○学習の動機づけ 　○リラクセーション（呼吸法）	KA EA (25) RX SC (20)
-2	②自分だけの気分のコントロール法を考えよう 　・笑顔イメージ化 　・自分への一言メッセージ 　　笑顔イメージ	SC (30)
	RX〈全11セッション：20×1　終わりの会：3×11〉 SC〈毎日のホームワーク； スキルを使っても使わなくても朝の会のとき提出〉→RO 「気分は⭐︎メーター」	RO （個人強化）
	※笑顔の花を咲かそう（教室掲示） 　→グループ別に貼ってグラフ化	RO （集団強化） （特別強化）

(c) 行動面：
対人行動における具体的スキルの学習を目指す

セッション	内容	時間
II	「ことばのメッセージを上手に使う達人になろう（1）」	(45×4)
-1	③うれしい気持ち・なごやかな気持ちになるメッセージを身につけよう！ 　[あたたかいメッセージ]ってなに？	KA (45)
-2	④あたたかいメッセージを使う練習をしよう 　・ゲーム：あいさつあくしゅ 　・2人組でロールプレイ〈役割交替〉 　・シェアリング	RP (45) KA
-3	⑤暖かいメッセージのシナリオを作って、ロールプレイを練習しよう 　・簡単なシナリオづくり 　・2人組でロールプレイ〈役割交替〉 　・シェアリング	RP (45)
-4	⑥アサーティブメッセージを使う練習をしよう 　・ゲーム：あいさつあくしゅ 　・2人組でロールプレイ〈役割交替〉 　・シェアリング	RP (45)
-5	⑦アサーティブメッセージのシナリオを作って、ロールプレイを練習しよう 　・簡単なシナリオづくり 　・2人組でロールプレイ〈役割交替〉 　・シェアリング	RP (45)
III	「ことばのメッセージを上手に使う達人になろう（2）」	(45×4)
-1	⑧グループでロールプレイのシナリオを作ろう 　・ゲーム：はじめましがたくさんあったら、何を伝える？（ブレインストーミング） 　・ロールプレイのシナリオづくり	EA RP (45)
-2	⑨ロールプレイの練習をしよう	RP (45)
-3	⑩ロールプレイ発表をしよう（1） 　・日常生活場面に近づけての工夫 　・自分たちが作った場面の発表	RP (45)
-4	⑪ロールプレイ発表をしよう（2） 　・他のグループが作った場面の発表	RP (45)

RC〈全11セッション；終わりの会10×11〉
※終わりの会（13分）
RX 3分 → RC 10分
[ハート・ウォッチングカード]
（コメント指導）

(a) 認知面：
・成功場面における能力・努力帰属全般への改善を目指す
・失敗場面における能力・努力帰属全般への改善と悪意図帰属のセルフ・エフィカシーへの向上を目指す
・自己評価を高める各行為へのセルフ・エフィカシーの向上を目指す

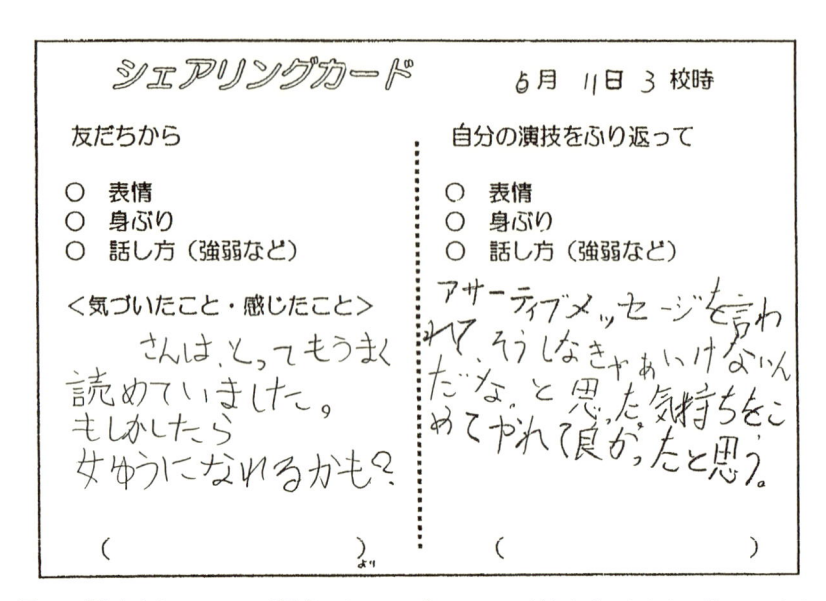

図2-1 「あたたかいメッセージ」「アサーティブ・メッセージ」を送ったとき，送られたときの気持ちを分かち合うための活動（シェアリング）シートの実際例

に，スキルの習得を深めていくようにする。

　ここで行うロール・プレイングは，メッセージを送る側と受け止める側の技術的（知識的）なスキルを学習するだけでなく，そのときの感情を体験することも重要となる。そのためにも，図2-1に示すようなカードを使って，互いの気持ちを分かち合う活動（シェアリング）を行ったり，「メッセージを送ってよかったなあ」「これからもどんどん使おう」といった感想を述べ合う時間の確保をしたりすることが大切である。また，友達のロール・プレイングを見て（モデリング），「あんなふうにやればいいんだ」「ぼくもやってみよう」といった次への意欲づけにつながる場面を設定することも必要である（図2-2）。

②感情面へのアプローチ

　気分のコントロール・スキルの獲得を目指す感情面へのアプローチでは，主にモジュールRX，モジュールSCを取り入れて，1つのセッションと日々のスキル利用を実施する。

4. プログラムの具体的内容　31

気づきカード　　名前（　　　　　　　　　　）

気づいたことを、かんたんに書いてみましょう。

＜自分のことを見つめてみて＞
（メッセージを送ったとき、メッセージを送られたとき、どんな気もちになりましたか？　表情・身ぶり・感情のこめ方でどんな工夫ができましたか？）

①「ありがとう」と言われた時、うれしかったです。
ぞうきんでふくまねを工夫しました。

※心がこもっていたからだね。
生活でも生かしていこうね。

＜ロール・プレイをしている友だちの様子を見て＞
（メッセージを送ったり、メッセージを送られたりしたとき、どんな気もちになっていると思いましたか？　どんなことを工夫していましたか？　）

②アサーティブメッセージを言っている人がきずつけないように、言っているのがいいと思います。

そうだね。メッセージのよさをよくみつけたね。

＜できた度チェック！＞　　　＜やりたい度チェック！＞

今日の学習は・・・　　　　今日のような学習を・・・

ばっちりできた　□　　　もっとやりたいよ　☑

まあまあできた　☑　　　もう少しやりたいよ　□

少しできた　　　□　　　まあまあやりたいよ　□

できなかった　　□　　　あんまりやりたくないよ　□

図2-2　ロール・プレイングを見て（モデリング）次への意欲づけにつながる場面設定のためのシートの実際例

　このセッションの大きなテーマは、「自分だけの気分のコントロール法を見つけよう」で、学習の導入にあたり、グループでのエクササイズを取り入れ、その活動を通して、心と体の健康についてや気分のコントロールの必要性につ

私・ぼくだけの気分のコントロール法

5年　　組（　　　　　　　　　）

笑顔イメージをかいてみよう！
（笑っている自分の顔・友達の顔・ふきだしにことばを入れてもいいよ）

ブレーキ・メッセージ
こんなことでおこるな!
きにすんな。
オーバーヒートすんな。

エール・メッセージ
人生いろいろあるさ。こんなことでくじけるな。
元気をだせ!このやろう。
明日があるさ。きにすんな。

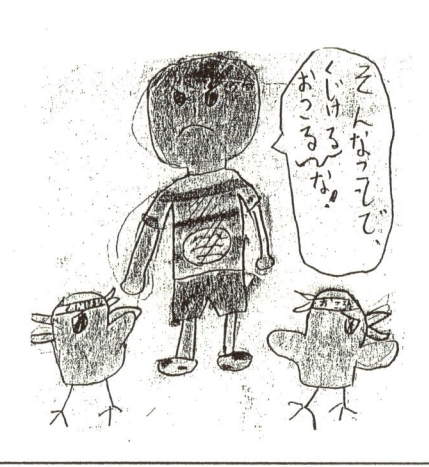

図2-3　気分のコントロール獲得のための具体的方法記入用個人シートの実際例

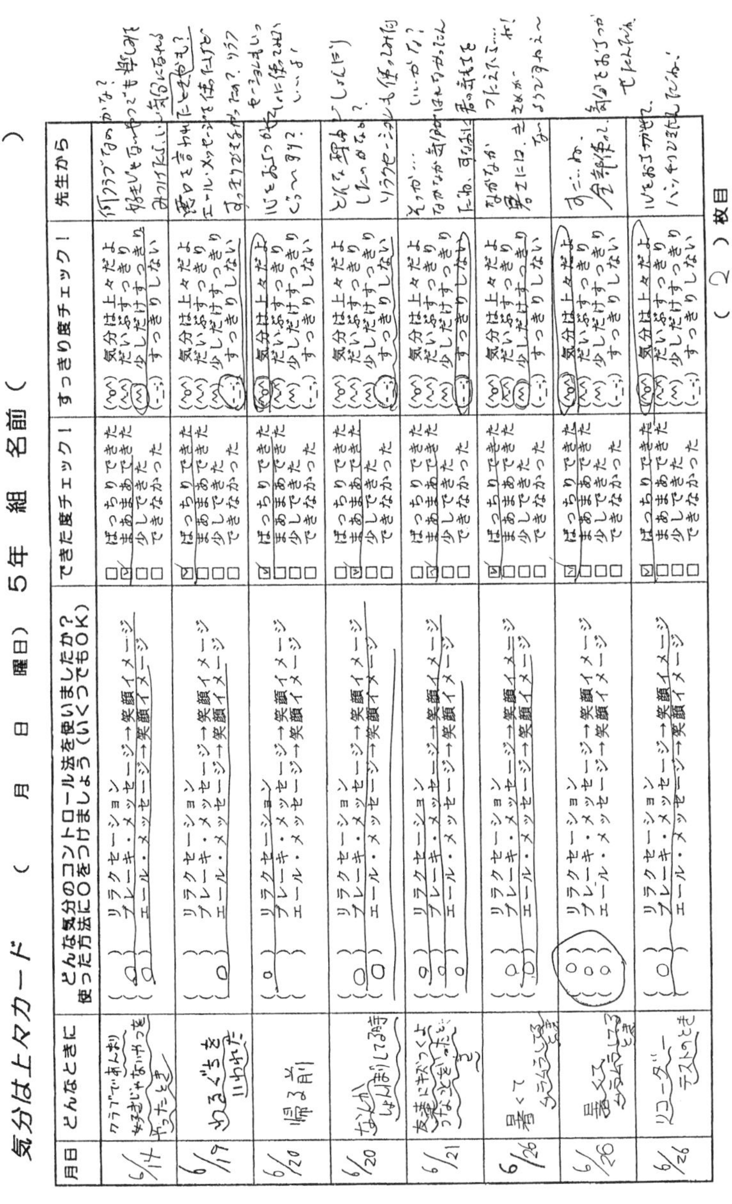

4. プログラムの具体的内容　33

図2-4　気分のコントロールスキルのセルフ・モニタリング，実施者からの個人強化のシートの実際例

いて学習する。そして、具体的スキルの1つとしてのリラクセーションの呼吸法、心の中でつぶやく言葉としての「ブレーキ・メッセージ」「エール・メッセージ」、頭の中でイメージする「笑顔イメージ」を学習する。

　図2-3に示す「私・ぼくだけの気分のコントロール法」にある「ブレーキ・メッセージ」とは、生活場面の中で、怒り感情を抱いたとき、とっさに自分の心の中でつぶやく言葉で、もとの落ち着いた気持ちにするために、ふだんから意識してこのメッセージを利用することで気分のコントロールが上手くできるようになることを目的としているスキルである。一方、「エール・メッセージ」とは、抑うつ感情を抱いたとき、自分の心を元気づけるためのメッセージのことである。これら2つのメッセージと合わせて、図2-3の上に描かれた「笑顔イメージ」を思い浮かべることで、気分のコントロールがすばやく、上手に行うことができるようになる。

　そして、子どもたちが、これらの気分のコントロールを実際の生活の中でどれだけ利用したか、そのときの気分はどうであったか、モニタリングを行い（図2-4）、それに対する個人強化（モジュールRO）を教師が行うことで、スキルの習熟を図るわけである。

③認知面へのアプローチ

　否定的に自己価値をとらえる原因帰属の改善とセルフ・エフィカシーの向上を目指す認知面のアプローチでは、主にモジュールRCを取り入れて、プログラム実施日の終わりの会を利用して行う。

　日常生活場面で起きた出来事に対して省察を行う際、図2-5に示すようなカードを利用し、限られた時間で、自分の認知過程が明確になるようにする。場面は、成功場面、失敗場面で、最も心に残った場面、記述しやすい場面について、モニタリングを行うわけだが、このとき、どのような帰属に基づくものかが大切になる。教師は、児童の記述を読み、成功場面においては、能力・努力帰属への改善を目指すようなコメントを、失敗場面においては、努力帰属全般への改善と悪意意図帰属への改善を目指してコメントを行う。いずれのコメント指導においても、児童の心を受け止める姿勢に気をつけて、児童自身が省察することによって、自己評価が高まるような働きかけが大切である。

4. プログラムの具体的内容　35

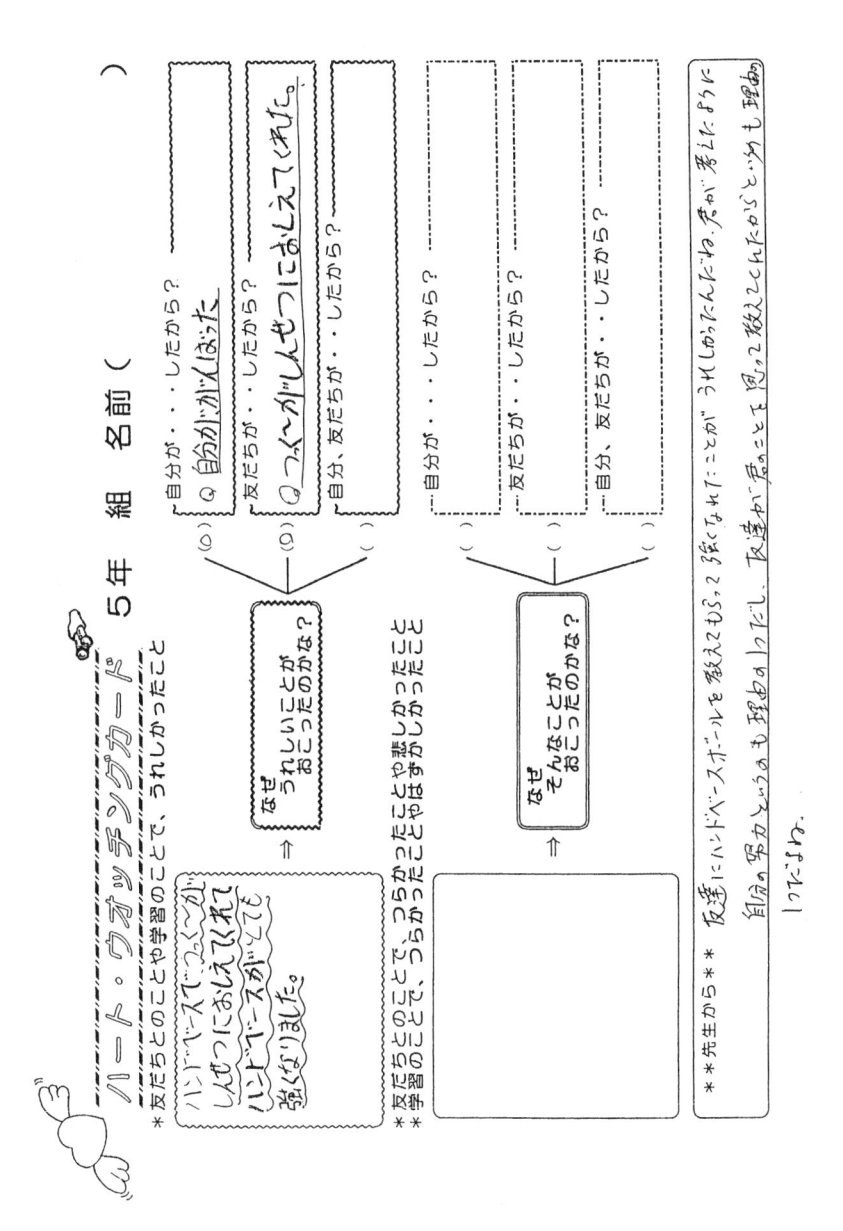

図2-5　日常生活おける成功場面，失敗場面での認知過程をモニタリングならびに実施者からのコメント指導のシートの実際例

④全体にかかわるアプローチ

　3つの操作目標に対して，行動面は主に学習時間を，感情面は学習時間とホーム・ワークとしての時間を，認知面は終わりの会の時間をあてプログラムを実施するわけだが，学習時間以外にも強化操作可能な場面がある。それは，教室掲示や保護者への情報提供である。保護者への情報提供は，今回のプログラムで行わなかったが，実際に行った教室掲示について述べると，本プログラムでは，集団強化操作（モジュールRO）の1つとして，「笑顔の花を咲かそうカード」の掲示（図2-6）を行った。これは，行動面のアプローチで学習した「あたたかいメッセージ」「アサーティブ・メッセージ」を，ふだんの生活の中で見つけたとき，カードにそれを記して掲示していくことで，友達どうし，クラス全体への強化操作を行うものである。いつも目にする教室の壁にカードが貼られることで，クラス全体で学習したことが生活の中に生かされていることを意識し，集団ひとりひとりがもっとメッセージを送ってみようという意欲づけにつながる。

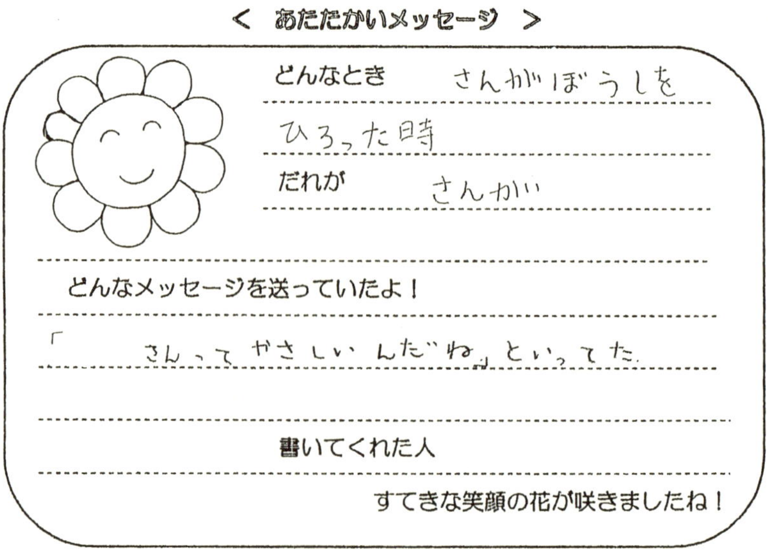

図2-6　集団強化操作としての教室掲示用シートの実際例

5. プログラムの教育効果

　これまで述べてきたプログラムを中心に，実際の学校現場で教育を実施した研究結果から，プログラムの教育効果についての分析結果を紹介したい。
　なお，教育対象は，小学校5年生の2クラス（男子34名，女子42名）で，統制クラスも同じく小学5年生の4クラス（男子50名，女子43名）であった。教育は約5週間にわたり，効果評価は，8つの測定尺度によって，プログラム実施前後に行われた。
　この8つの測定尺度とは，1つは児童の自記式による児童用対人領域セルフ・エスティーム尺度（今川・笠井・山崎，1999）で，残りの7つは，仲間評定法であった。仲間評定法では，クラスの同性仲間の1人ずつに対して，それぞれの子どもが7段階（ぜんぜんあてはまらない～たいへんよくあてはまる）で，ある刺激文（たとえば「誰とでもすぐに友達になることができる」）について評定し，友達から自分に対して評価された得点の平均値と自分からクラスの友達に対して評価した得点の平均値を求めた。プログラムの教育効果を調べるため，ここでは，プログラム実施後の評価得点平均の値と実施前の評価得点平均の値の差を変化値として算出した。そして，前評価の値を統制変数として，群（教育クラスと統制クラス）と性（男子と女子）の2要因による共分散分析を行った。その結果，4つの効果評価において，統計分析上，有意な教育効果が認められた。
　その1つが，大目標のセルフ・エスティームについての効果評価で，仲間評定において，統計分析上，有意な教育効果が認められた。その結果をグラフに表したものが図2-7である。このグラフから，プログラム実施の結果，統制クラスに比べ，教育クラスの方が，変化値が上がっていることがわかる。つまり，プログラム実施に伴い，教育クラス男女のセルフ・エスティームが向上したことが明らかとなり，プログラムの有効性が確かめられたことになる。
　このほかにも，構成目標の感情面，怒り感情の抑制についても，分析の結果，教育クラスの方が統制クラスよりもプログラム実施後に変化値が低減されていることから，プログラムの有効性が確認された（図2-8）。さらに，認知面

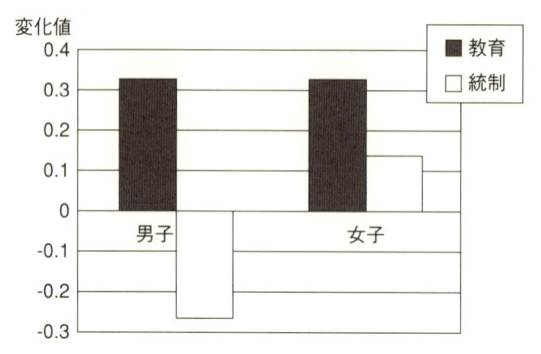

図2-7 教育プログラム実施前と実施直後のセルフ・エスティーム仲間評定得点平均の変化値

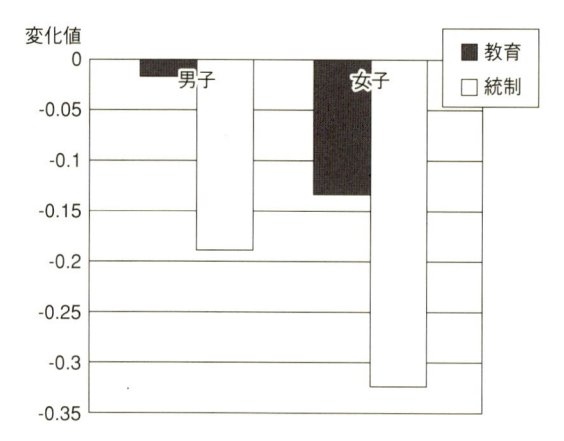

図2-8 教育プログラム実施前と実施直後の感情面の怒り抑制仲間評定得点平均の変化値

の失敗場面における努力帰属においても，教育クラスの男女それぞれに教育効果を認めることができた。また，行動面の主張性については，教育クラスの女子にのみ教育効果が認められた。

しかしながら，大目標のセルフ・エスティームについて児童自身が行った質問紙，仲間評定法で行った「行動面の他人を尊重するスキル」「感情面の抑うつ感情の抑制」「認知面の対人場面における意図帰属」においては，統計分析上，有意な教育効果が認められなかった。

これらの測定尺度のほかに，セルフ・エスティームの変化とプログラムの教育効果の関係を分析するため，プログラム実施に伴う子どもたちの行動変容とプログラムに対する関心・意欲との関連を調べた。

そのために，まず，大目標であるセルフ・エスティーム得点（自記式質問紙の得点）が著しく変化した児童（上昇者と下降者）を各4名ずつ抽出した。そして，感情面のアプローチとして紹介した「気分は上々カード」（図2-4）の利用回数，ならびにカード右側に記載されている自己評価欄を得点化（できた度・すっきり度）し，プログラム実施週とのかかわりを図に表した（図2-9）。

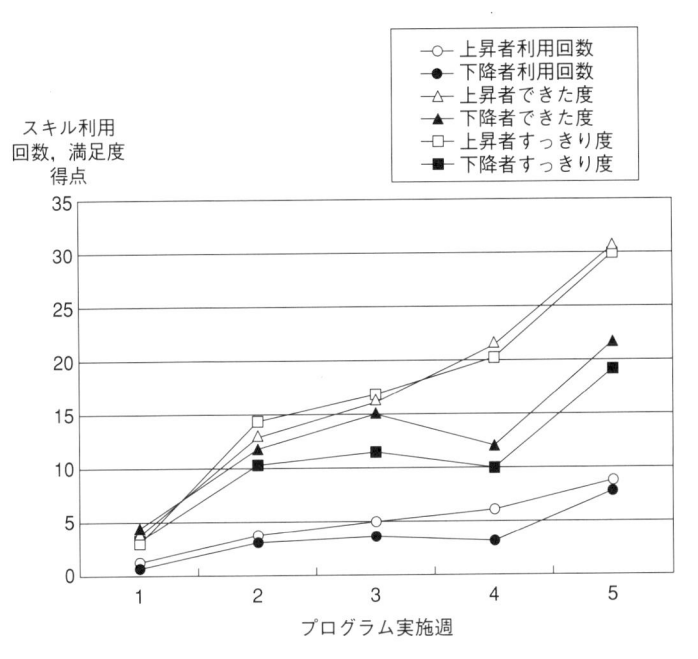

凡例:
- ─○─ 上昇者利用回数
- ─●─ 下降者利用回数
- ─△─ 上昇者できた度
- ─▲─ 下降者できた度
- ─□─ 上昇者すっきり度
- ─■─ 下降者すっきり度

縦軸: スキル利用回数，満足度得点
横軸: プログラム実施週

図2-9 セルフ・エスティーム（自記式）得点の上昇者と下降者のスキル利用回数と実施に伴う認知・感情変化

セルフ・エスティーム得点が著しく上がった児童（図の白抜き○△□）は，セルフ・エスティーム得点が著しく下がった児童に比べ，週を追うごとに，スキル利用回数やできた度・すっきり度得点が安定して上がっている。このことからも，プログラムを通してのスキルへの関心の高まり，意欲の深まりが，セルフ・エスティームを高めることにつながったと予測できる。

6. 性格特性としてのセルフ・エスティームに視点をあてた心の健康教育のこれから

心の健康を阻害する要因が多く氾濫する現代，さまざまなストレスによって自分を見失い，自分に自信がもてない子どもたちの心を救うには，できるだけ早い時期に自律性やセルフ・エスティームを形成することが大切である。

このたび紹介したプログラムの学校における教育的介入としての可能性の高さは，先に紹介した教育効果の実証的研究からもその一端をみることができる。これは，ただ1つの方法にしばられず，大目標の達成へ向けて多方面からのアプローチを行った結果によるものだと考えられる。しかし，実際の学校現場では，これら全てのアプローチを一時期に行うことは困難かもしれないので，大目標へと向かう3つのアプローチ（行動面，感情面，認知面）の内の1つでもよいから，まず実践することで，子どもたちの心身の健康を守る結果につながることが期待される。

学校現場では，新しい教育課程が始まり，多くの取り組みがなされている。その中で，「心の教育」「生きる力」というキーワードをよく耳にはするが，具体的にどういう目標を掲げ，どのような方法で子どもたちの心の教育を行うのか，何を身につけさせることが生きる力なのか，今ひとつ明確にできない現状があるのではないだろうか。

子どもたちの心身の健康が危ぶまれている今，また，学校が変わろうとしている今，子どもたちの心（性格や行動）の変容に目を向けた，学校現場ですぐにでも取り組むことができ，子どもたちがわくわくしながら学習に臨むことができる教育プログラムが実践されるべきであろう。

今回紹介したプログラムは，約5週間，時数では11時間のプログラムであったが，わずかな時間でも，確かな教育効果を上げることができた。もしこれを総合的な学習の時間を使って，年度当初から計画的に導入していけば，より高い教育効果を上げることができると予想される。

もう新しい学校づくりは始まっている。一刻も早く子どもたちの心の健康を守り，育てていくためにも，性格特性としての自律性やセルフ・エスティームに焦点をあてた心の健康教育の実践が，計画的に，しかも早急に導入されることが求められる。

〈引用文献〉

Alexander, F. 1950 *Psychosomatic medidine Its priciples and appliciations*. New York: Norton. Cited from T. W. Smith & P. G. Williams 1992 Personality and Health: Advantages and limitations of the five-factor model. *Journal of Personality*, **60**, pp.395-423.

Bandura, A. 1977 *Social learning theory*. New York: Prentice Hall.（原野広太郎監訳

1979 社会的学習理論 金子書房)

Bandura, A. 1986 *Social foundations of thought and action*. Englewood Cliffs, NJ: Prentice Hall. (中澤潤・大野木裕明・伊藤秀子・坂野雄二・鎌原雅彦 1988 社会的学習理論から社会的認知理論へ ―Bandura理論の新展開をめぐる最近の動向― 心理学研究, **31**, 229-251 より引用)

Branden, N. 1987 *How to raise your self-esteem*. New York: Bantam Doubleday Dell Pub(T). (手塚郁恵訳 1992 自信を育てる心理学 春秋社)

Colvin, C. R., & Block, J. 1994 Do positive illusions foster mental health? An examination of the Taylor & Brown formulation. *Psychological Bulletin*, **116**, pp.3-20.

Cooley, C.H. 1902 *Human Nature and the Social Order*. New York: Scribner.

遠藤辰雄・井上祥治・蘭 千壽 1992 セルフ・エスティームの心理学 ナカニシヤ出版

遠藤由美 1995 精神的健康の指標としての自己をめぐる議論 社会心理学研究, **11**, pp.134-144.

遠藤由美 1998 自己と精神的健康 安藤・押見(編) 自己の社会心理 誠心書房

Friedman, M., & Rosenman, R. H. 1959 Association of specific overt behavior pattern with blood and cardiovascular findings. *Journal of the American Medical Association*, **169**, pp.1286-1296.

Grossarth-Matcek, R., Eysenc, H.J., & Vetter, H. 1988 Personality type, smoking havit and their interaction as preditors of cancer and coronary heart disease. *Personality & Individual Differences*, **9**, pp.479-495.

萩原恵三 2000 現代の少年非行―理解と援助のために― 大日本図書

Harter, S. 1983 Developmental perspective on the self system. In E. M. Hetherington (Ed.), *Handbook of child psychology: Socialization personality and social development*(Vol.4). New York: Wiley. Cited from Pope, A.W., McHale, S.M., & Craighead, W.E. 1988 *Self-esteem enhancement with children and adolescents*. New York: Pergmon Press. (高山巌監訳 佐藤正二・佐藤容子・前田健一共訳 1992 自尊心の発達と認知行動療法 ―子どもの自信・自立・自主性を高める― 岩崎学術出版)

今川恵美子・笠井裕子・山崎勝之 1999 小学校における攻撃性適性化教育プログラムの評価方法の検討―児童用対人領域セルフ・エスティーム尺度及び児童用意図帰属尺度の標準化― 日本健康心理学会第12回大会発表論文集, pp.244-245.

今村研詞 1999 児童の依存・消極性を改善するための心の健康教育―小学校クラス集団を対象とする教育プログラムの実施と教育効果の測定― 鳴門教育大学修士論文

Kahn, J.S., & Kehle, T.J. 1990 Comparison of cognitive-behavioral, relaxation, and self-modeling intervention for depression among middle-school student. *School Psychology Review*, **19**, pp.196-212.

笠井裕子 1998 小学校クラス集団における心の健康教育―攻撃性低減プログラムの実施細案の作成と教育効果の検討― 鳴門教育大学修士論文

文部省　1997　生涯にわたる心身の健康保持増進のための今後の健康に関する教育及びスポーツの振興のあり方について(保健体育審議会答申)　体育局　体育課

Pope, A.W., McHale, S.M., & Craighead, W.E　1988　*Self-esteem enhancement with children and adolescents*. New York: Pergmon Press.（高山巌監訳　佐藤正二・佐藤容子・前田健一共訳　1992　自尊心の発達と認知行動療法　―子どもの自信・自立・自主性を高める―　岩崎学術出版）

坂本洲子　2000　自分を好きといえる子に育てる　児童心理, **7**, pp.911-916.

Scheier, M.F., & Bridges, M.W.　1995　Person variables and health: Personality predispositions and acute psychological states as shared　determinants for disease. *Psychosomatic Medicine*, **57**, pp.255-268.

Skinner, B.F.　1938　*The behavior of organisms*. New York: Appleton-Century-Crofts.（山崎勝之　2000　心の健康教育　―子どもを守り，学校を立て直す―　星和書店より引用）

Skinner, B.F.　1957　*Verbal behavior*. New York: Appleton-Century-Crofts.（山崎勝之　2000　心の健康教育　―子どもを守り，学校を立て直す―　星和書店より引用）

Taylor, S., & Brown, J.D.　1988　Illusion and wellbeing: A social psychological perspective on mental health. Psychological Bulletin, **103**, pp.211-222.（遠藤由美　1999　「自尊感情」を関係性からとらえ直す　実験社会心理学研究, **39**, pp.150-167より引用）

山崎勝之（編）　2000　心の健康教育　―子どもを守り，学校を立て直す―　星和書店

山崎勝之・坂井明子・曽我祥子・大芦治・島井哲志・大竹恵子　2001　小学生用攻撃性質問紙(HAQ-C)の下位尺度の再構成と攻撃性概念の構築　鳴門教育大学研究紀要, **16**, pp.1-10.

Youngs, B.B.　1991　*How to develop self‐esteem in your child*. California: Waterside Productions,Inc.（田村ゆき子・田村冨彦共訳　1995　自尊心を高める子育て法―子どもを自立させる6つのプログラム―　一光社）

Weiner, B.　1985　An attributional theory of achivement motivation and emotion. *Psychological Review*, **92**, pp.548-573.（坂西友秀　1996　自尊心と帰属スタイル　大渕憲一・堀毛一也（編）　パーソナリティと対人行動　第6章（pp.124-148）ナカニシヤ出版より引用）

Weiner, B., Graham, S., & Chandler, C.　1982　Causal antecedents of pity, anger, and guilt. *Personality and Sociality and Social Psychological Bulletin*, **8**, pp.226-232.（坂西友秀　1996　自尊心と帰属スタイル　大渕憲一・堀毛一也（編）　パーソナリティと対人行動　第6章(pp.124-148)　ナカニシヤ出版より引用）

第3章
攻撃性適正化への総合的教育プログラム

今川恵美子・山崎勝之

1. 心の健康教育に対する新しい試み

「生徒指導上の諸問題の現状について」（文部科学省, 2001）によると, 平成12年度の学校内における暴力行為の発生件数は3万4595件と過去最多で, いじめの発生件数は3万918件にも上り, 不登校は13万4282人とこれも過去最多で, 憂慮すべき状況である。これらの問題行動の背景や要因としては, 心の問題を含めた子ども自身の問題, 家庭や学校のあり方, 社会の状況などさまざまな事柄が考えられる。子ども自身の問題としては, 現代の子どもたちのストレスフルな状況のみならず, 対人関係の直接経験や自らの力による問題解決の経験の不足やストレス耐性の欠如, 他人に共感する力の未熟さなどがあげられる。そして, この現状から, 心の健康教育の必要性が叫ばれるようになってきた。

性格や行動の諸々の特徴が心と身体の健康に大きな影響を及ぼすことは繰り返し指摘されてきた。両者の関係の実証的な研究は1950年代に始まり, 攻撃性格, セルフ・エスティーム（self-esteem）, 自律性など多様な性格が取り上げられ, 健康への影響が研究されてきたが, 原因帰属, 主張性, セルフ・エフィカシー（self-efficacy）など, 行動や認知面と健康の関係についても研究されている。こうした研究をみると, 山崎（2000）のいうように, 心の健康教育とは, 心（性格や行動）を変容させ, 心身の健康を維持し, 向上させることを目指す教育と考えることもできる。

学校現場では，保健・道徳という教科で心の健康教育の一端を担ってきたが，保健では身体の健康が重視され，心構え的，説教的，しつけ主義的と形容される教育に終始し（木村，1985），道徳においては背景となる理論や洗練された方法論に乏しい状況が長らく続いている。また，問題行動に対しては，事後に個別に対処するといった対症療法的な指導しかなされていない。心理的な要因で起こる諸問題を克服するには，学校教育の中で，クラス集団に対し，問題となる性格や行動をターゲットとした予防的な教育が必要である。欧米においては，攻撃置換訓練（Aggression replacement training ; Goldstein et al., 1998）のような予防的な教育が，多様な技法，多方向からの総合的教育プログラムとしてさかんに行われており，わが国でもこのような予防的集団教育が行われる必要がある。

このような現状をふまえ考案されたのが，心理学を中心とした理論と方法を駆使した心の集団健康教育プログラム，フィークス（PHEECS：Psychological Health Education in Elementary-school Classes by Schoolteachers）である（山崎，2000）。フィークスには，作成途上のものも含め，複数のプログラムがあり，その中心的な位置を占めるのが性格改善プログラムである。ここでは健康への影響度が大きい自律的な性格の育成が強調される。自律性がそこなわれる性格形成には攻撃性と依存・消極性の2つの方向があるが，本章では，攻撃性の適正化から自律的でセルフ・エスティームに満ちた性格への教育方法を取り上げたい。このプログラムを使い5年生を対象に行われた研究では，大きな教育効果が得られている（笠井ら，1998；笠井，1998）。しかし，この攻撃性適正化教育プログラムは，その全体を実施する場合，1学期間を費やす大きなプログラムである。そこで，本章の以下の節では，このプログラムを3分の1程度に短縮した攻撃性適正化教育プログラム短縮版（今川ら，2000）について紹介し，現場での普及を図りたい。なお，完全版のプログラムの全貌については，山崎（2000）を参照されたい。

2. 攻撃性適正化教育プログラムの教育目標と期待効果

まずプログラムの目標がどのように構成されているのかをみると，表3-1の

表3-1 教育目標と期待効果（対象学年：4〜6年）

大目標	構成目標	操作目標
攻撃性の低減 〈攻撃性分類〉 ①反応的攻撃 　表出性攻撃 　不表出性攻撃（敵意） ②道具的攻撃	性格面：セルフ・エスティームの向上	(a) 対人行動へのセルフ・エフィカシーへの向上（目標とするソーシャル・スキルに対する個人ならびに集団強化による）
	認知面：攻撃性をもたらす原因帰属の改善	(b) 悪意意図の改善（冷静さの維持と多側面からの情報収集の学習を含む）
	行動面：攻撃性を抑制するソーシャル・スキルの向上	(c) 対人行動における具体的スキルの学習 ・他人の良いところへの気づき ・感情を分かち合う ・暖かいメッセージの伝達
直接的 　期待効果	クラス構成員における 　対人ストレスの低減（特に抑うつ気分の低減） 　循環器系を中心とした生理反応の安定	
間接的 　期待効果	クラスにおける 　いじめ行動や不登校の予防と改善	

ように大目標から具体的操作目標に至るまで階層的に構成されていることがわかる。

(1) 大目標〈攻撃性の適正化（低減）〉

健康との関連性が強い攻撃性の適正化（低減）がこのプログラムの大目標である。最近の研究では，攻撃性を細分化してとらえるようになってきているが，攻撃性の構成や種類については，反応的攻撃（proactive aggresion）と道具的攻撃（reactive aggression）の2大別に加え，反応的攻撃においては表出攻撃と不表出攻撃（敵意）の2分を考える。現プログラムは，攻撃性の種類ごとに違った教育内容が用意されておらず，複数のプログラム要素が反応的攻撃を

中心にして,全般的に攻撃性を適正化することを目指している。

(2) 構成目標〈性格・認知・行動の3側面の目標〉

大目標を構成する構成目標は,攻撃性を低減する3要因で,性格,認知,行動の3側面から設定されている。

性格面では,セルフ・エスティームの向上が目標となる。これは,攻撃性の高い子どもたちは,セルフ・エスティームが低下しており,攻撃性が低下するとセルフ・エスティームの向上が認められるとされ (Lochman et al., 1984 ; Lochman et al., 1993),セルフ・エスティームが向上すればおのずと攻撃性が低減することが期待できるからである。

認知面では,攻撃行動につながる原因帰属様式の改善を試みる。攻撃的な子どもは他人の行動を敵意あるものとしてとらえがちで (Dodge, 1980 ; Dodge & Frame, 1982 ; Dodge et al., 1984 ; Nasby et al., 1980),自分に起こった出来事について広く情報を集められず,他人の意図等を推測するのに少ない手がかりしか利用しない (Dodge & Newman, 1981)。また,攻撃的な子どもが問題事態で対処に思いつく反応の数は少ない (Richard & Dodge, 1982)。このように,攻撃性の高い子どもの社会的情報処理には,特有の問題が指摘されており,他人からの働きかけへの原因帰属方法の偏りは最も大きな問題である。このことから攻撃行動に至る認知様式として原因帰属の在り方を改善することを目標とした。

行動面では,攻撃性と拮抗するソーシャル・スキルの向上を目指す。攻撃的な子どもは攻撃が問題を解決するのに良い方法であることを学習しており (Perry et al., 1989),主張的な行動が選択されることが少なく (Dodge, 1986),相手の被害に対する共感や自責の念を示すことが少ない (Perry & Bussey, 1977 ; Slaby & Guerra, 1988)。また,非攻撃的な反応を選択したとしてもその実行スキルが欠如していて (Dodge,1986),その行動自体が遂行できないことがある (Pepler et al., 1991)。そこで行動面においては,攻撃的な児童のソーシャル・スキルを改善し,攻撃行動と拮抗し,自然とその行動を抑制することになるスキルの習得が目標になる。ソーシャル・スキルの改善を目標にあげたのは,それ自体が具体的に操作しやすい行動であり,社会場面で対人関係を円

滑にする効力を持つと考えられるからである。

(3) 操作目標〈教育方法を導くための目標〉

操作目標は，教育方法を導くために設定される目標で，それぞれの構成目標に対応しておかれ，かなり具体的なレベルで設定されている。行動面の操作目標の下には，他人の良いところへの気づき，感情の分かち合い（共感），共感的なメッセージの伝達の各スキルの習得が設定される。認知面の構成目標の下には，原因帰属の具体的内容として，悪意意図帰属の改善が設定される。性格面の構成目標の下にくる操作目標では，対人関係のセルフ・エフィカシーを高めることによってセルフ・エスティームを高めることを目指している。セルフ・エフィカシーはセルフ・エスティームよりも前に生まれ，エスティームが生まれる前兆になる（Stipek, 1983）と示唆されていることからも，エフィカシーからエスティームへの育成の方法がとられる。

(4) 期待効果

これらのプログラムを総合的に実践することで，直接的に期待される効果として考えられるのが，クラス構成員における対人ストレスの低減（特に抑うつ気分の低減）や循環器系を中心とした生理反応の安定などである。また，間接的に期待される効果として，クラスにおけるいじめや不登校の予防や改善が期待できると考えられる。

3. 心の健康教育で用いられる方法

(1) 子どもと教師の関係作りと動機づけ

子どもたちの知的好奇心をそそり，学習意欲を高める最適な方法にゲームがある。特に模擬的に実際と同じような状況を作りゲーム化したシュミレーション・ゲームは子どもたちの参加意欲を高める。ロール・プレイングなどは一種のシュミレーションと考えられるが，ゲーム的な要素は少ない。シュミレーションゲームは健康教育の保健領域で作成したものが見かけられるがまだまだ試行的な段階である（高橋，1996）。このゲームと同様の要素を含んでいるのが

構成的グループ・エンカウンターのエクササイズ（exercise）と呼ばれる集団ゲームである。エクササイズの前後には，インストラクション（instruction）として，子どもがエクササイズへの動機づけを高めるように，エクササイズの目的や方法などを簡潔に説明し，シェアリング（sharing）では，エクササイズで気づいたこと，感じたこと，そして，それに対する他人の話で感じたことや気づいたことを話し合って自己開示とフィードバックが行われる。集団ゲームでは，教師と子ども，子ども同士のリレーションも高められ，また，好んで参加する場であるだけに，子どもたちのプログラム参加への動機づけにもよい。ビデオ教材等を使う学習なども子どもたちのプログラム参加への動機づけを高めるのに効果的である。

(2) 性格面へのアプローチ

性格面ではセルフ・エスティームを高めることがあげられるが，セルフ・エスティームの概念は，非常に抽象的であり，定義も複雑である。しかも，セルフ・エスティームは，人が乳幼児期から培ってきた性格の根本なので直接に高めることは難しい。しかし，行動，認知，感情のうち，その1つか，2つ以上のものを変容させることによって，間接的に影響を与えることができる（Pope et al., 1988）。セルフ・エスティームの高い子どもたちは，より強い自己効力感（self-efficacy）やコントロール感を持っているという先行研究（Harter, 1983）から，子どもたちが遂行行動の達成感を持つことや望ましいモデルを観察することなどを通して，セルフ・エフィカシーの向上を操作することが，セルフ・エスティームの高まりをもたらすと予想される。これについては，教師ならびにクラス仲間からの賞讃など（強化）を意図的に行うことにより，対人関係のセルフ・エフィカシーを高めることができる。特に児童期の子どもは，セルフ・エスティームが一時的に低下している状況にあるので，他の子どもからの賞讃への関心はひときわ強い。

セルフ・エスティームの発達は，両親の養育態度や子どもへのかかわり方によって影響されることが明らかなことから（Harter, 1983；Maccoby, 1980），ロジャーズ（Rogers, 1951）の非指示的療法，来談者中心療法のカウンセラーの姿勢を基本姿勢として，子どもひとりひとりの存在を認め，禁止・命令など

管理的対応でなく，受容的態度，共感的・支持的態度で子どもに接していく姿勢が大切である。

(3) 認知の変容に向けてのアプローチ

抑うつ感情を中心としたさまざまなストレス反応や攻撃性の発現などにもかかわりあっている原因帰属は，対人関係において，相手の行動意図をどのようにとらえ，どのようなことにその原因を帰属させるか，その在り方が感情や行動，思考様式に大きく影響し，表出される行動も決定する重要な認知様式である。

帰属様式を変容させる手段としては，再帰属（帰因）法的な手法が用いられ，そこでは，交換ノートなどを通じての省察とそれにコメントを与える指導が行われる。学校現場でよく行われている日記指導はこれに近いものである。省察では，ノートに自己の行動や考えを記録させ，意図帰属の改善は，ドッジ（Dodge, 1986）の社会的情報処理過程などの知見から，冷静になって多くの情報に注意させ，他の帰属の可能性に気づかせることを目指す。さらに，コメントを与える指導では，ロジャーズ（1951）の洞察療法の見解や技法を取り入れ，子どもたちの体験を受容することから始め，批判的，命令的なコメントは差し控え，解釈に役立つ情報の多様性や他の意図の存在可能性を優しく示唆し，具体的視点や方法を示すことも行う。これらは個別に行われるが，小グループでの学習において，話し合い，討論の技法としてブレイン・ストーミング（brain storming），グループ・ディスカッション（group discussion）などを用いることで，意図解釈に役立つ情報の多様性や他の意図に気づかせることができる。

(4) 行動の変容に向けてのアプローチ

子どもの行動を変容させるための教育方法として，ロール・プレイング（role playing）があげられる。これは，モレノ（Moreno, 1957）が心理的問題の診断や治療を目的として考案した手法であるが，ソーシャル・スキル・トレーニング（Social Skills Training：SST），健康教育，道徳などにおいて，心理療法としてではなく，教育手法としての演技として行われている（高橋, 1996）。

このロール・プレイングの目的は，ある行動やスキルを獲得するために，スキルの働きかけ手と受け手の両方の体験をすることにより，スキルを知識的にのみならず感情的かつ身体的に経験することである。さらに，このプレイを客観的に見ることから，モデリング（modeling）による学習も生まれ，その特徴を感得したり，その良し悪しを判断することができるようにもなる。

教育されたスキルが，実生活に適用され，持続するには，自分でスキルをコントロール（セルフ・コントロール；self-control）し，その状態を自分でモニター（セルフ・モニタリング；self-monitoring）する必要がある。セルフ・モニタリングは認知行動療法などでよく使用される技法で，自分の行動がどれほど遂行されているかを自分で確認することである。このセルフ・モニタリングとセルフ・コントロールを同時に実施することで，より大きな改善効果が期待される。

また，教育目標となる行動の変化数をグラフ化して掲示するといった，集団を対象にした強化の実施は，個人の行動変容へのより強い動機づけになることが考えられるし，スキルの生起頻度を高める一助として，印刷物をプロンプト（prompt）として掲示することなども利用することができる。

4．攻撃性適正化教育プログラムの具体的方法

（1） 環境設定と学習グループの構成

攻撃性適正化教育プログラムでは，小グループ活動が多用されるため，小グループでまとまって活動しやすい机の配置をとる。小グループの構成は，男女混合の4～6名で，グループ間の攻撃性の水準が均一になるように，攻撃性の仲間評定による結果を参考にあらかじめメンバーの構成を考える。これは，同一グループ内に攻撃性について異なった水準の児童が入ることにより，お互いに好影響を与える（特に攻撃性が高い児童が低い児童から好影響を受ける）ことが期待されるからである。小グループでの活動においては，活動の中心となる司会者と記録者が設定されるので，グループ間で攻撃性を均等にするほかに，司会者と記録者の仕事に適任の児童を各グループに配置することも必要になる。また，男女を交互に座らせたり，隣同士になるとプログラムに集中でき

なくなる児童を別のグループにするなど，プログラムの効果を最大にする配慮は多面にわたって行われる必要がある。こうして環境が設定されると，プログラムを実施することになる。

(2) フレーム・モジュールの詳細

プログラムでは，先述した操作目標のもとに，具体的方法が展開され，フィークスにおける諸々の方法はフレーム（frame），モジュール（module）という枠組みを設定して，複数の方法が整理されている。その全体像が表3-2である。表ではフレームとモジュールの構成，フレームとモジュールが対象とする目標，フレームとモジュールの構築に適用された技法と理論が明らかにされている。フレームは大きく4つに分けられ，その下に2～3のモジュール（総計10モジュール）が設定されている。以下に，できる限り実施順序にそって，フレームならびにその中のモジュールについて説明したい。

①**フレーム3（リレーション・説明ワーク）**　このフレーム内のモジュールのほとんどは，プログラムの最初に位置し，児童がプログラムに参加する意識や動機づけを高めるために実施される。モジュールEA（エクササイズ活動）では，簡単な集団ゲーム（消しゴムはどこだゲーム）を行うことで，小グループのまとまりや教師と子どものリレーションを高める。また，このゲームには，プログラム中での目標となる要素が盛り込まれ，児童に何気なくプログラムが目標とする事柄の重要性とその意義に触れさせている。モジュールKA（知識の獲得）では，ビデオ教材を利用して，プログラムで学習するソーシャル・スキルや意図帰属の問題の大切さに気づかせ，その学習への動因を高める。モジュールPP（掲示用印刷プロンプト）は，プログラムの全体にわたって数回教室内に掲示される印刷物で，スキル学習の進行に従って，そのスキルが教室内で実施されることを促す言語的刺激となっている。

②**フレーム1（グループ・ワーク）**　このフレームは，本プログラムにおいて最も重要な位置づけにあり，「友達の良いところを見つけ，あたたかいメッセージをおくる」スキルの獲得を目的に，モジュールGA（小グループ活動）とモジュールRP（ロール・プレイング）が合体されて実施される。このことから，モジュール単位ではなく，セッション単位でプログラムが区切られてい

表3-2 具体的方法(フレーム・モジュール構成)と適用技法(理論)

具体的方法(フレーム・モジュール構成)	対象目標	適用技法(理論)
Frame 1(Group Work) 　Module GA (Group Activity) 　　　小グループ活動 　　　RP(Role Playing) 　　　ロール・プレイング	c	ブレイン・ストーミング グループ・ディスカッション ロール・プレイング モデリング ソーシャル・スキル・トレーニング 応用行動分析(社会的認知理論)
Frame 2(Reflection Work) 　Module RC(Reflection & Comment) 　　　省察・コメント指導 　　　RO(Reinforcement Operation) 　　　個人・集団強化操作 　　　RX(Relaxation) 　　　リラクセーション	b a　c b	応用行動分析 認知・行動療法 　※再帰属法 　セルフ・モニタリング 　セルフ・コントロール 来談者中心療法 　※洞察療法 リラクセーション 　(条件づけ)(社会的認知理論) 　(自己理論)
Frame 3(Relation & Explanation Work) 　Module EA(Exercise Activity) 　　　エクササイズ活動 　　　KA(Knowledge Acquisition) 　　　知識の伝達 　　　PP(Printed Prompt) 　　　掲示用,印刷プロンプト	c a　b　c c	構成的グループ・エンカウンター 応用行動分析 ブレイン・ストーミング グループ・ディスカッション (ヘルス・ビリーフ・モデル)
Frame 4(Information Work) 　Module IP(Information for Parents) 　　　親への連絡・指導 　　　IT(Information for Teachers) 　　　担任との打ち合わせ	a　b　c	特になし

る。

〈セッションⅠ〉

　目的　①シナリオ作りの題材を集める。

　　　　②良いところを見つけ,あたたかいメッセージを送ることの役割や重要性に気づく。

内容　グループにおいてブレイン・ストーミングとディスカッションを中心にして友だちの良いところと，それに対するあたたかいメッセージ，冷たいメッセージを集める。

〈セッションⅡ〉
　　目的　①ロール・プレイングのためのシナリオを作る。
　　　　　②良いところを見つけ，あたたかいメッセージを送ることの役割や重要性に気づく。
　　内容　グループでセッションⅠの題材を利用して，あたたかいメッセージと冷たいメッセージ両方のシナリオを作る。ペアをつくり，演技の順番を決め，シナリオを印刷して渡し，次回までに覚える。

〈セッションⅢ〉
　　目的　ロール・プレイングを行い，そして他人の演技を見ることにより，スキルの役割を理解し，実行力をつける。
　　内容　グループ内でロール・プレイングを実施。グループとクラス全体の前で発表する。

　③**フレーム2（省察ワーク）**　このフレームは，学校での日頃の行動や出来事について省察する活動を中心とするものである。モジュールRX（リラクセーション）では，音楽（バロック音楽）を背景に呼吸法や筋の弛緩を利用して簡単なリラクセーションが行われる。これは，心身を安静化し，落ち着いて省察を行う準備となる。モジュールRC（省察・コメント指導）では，友達からの言行について嫌な経験を記述させ，友達がそのようなことをした理由を考えさせる。さらに，友達の言行で嬉しかったことも具体的に指摘させ，加えて，学習しているスキルの実行度の自己評価（セルフ・モニタリング）と今後の実行意識を高める試み（セルフ・コントロール）をも実施する。子どもたちの記述に対して，教師は，嫌なことをされたことへの原因帰属の偏り，特に悪意意図帰属への傾斜を修正するコメントを返す。モジュールRO（強化操作）では，友達が指摘した善言行を本人に伝えることを中心とした個人強化と目標となるスキルの生起頻度をグラフ化して教室に掲示する集団強化がなされる。また，単調になりがちなこのモジュール（RO, RC）に変化を与えるため，個人強化のための資料を得て，グループ内あるいはクラス全体にその資料を配布

54　第3章　攻撃性適正化への総合的教育プログラム

こころのキャッチボール　　月　　日

＝友達に言われたり、されたことでこんな事が困ったよ！いやだったよ！！＝

どうしてその人は、あなたにそんなことを言ったり、したりしたのかな？

先生からあなたへのメッセージ

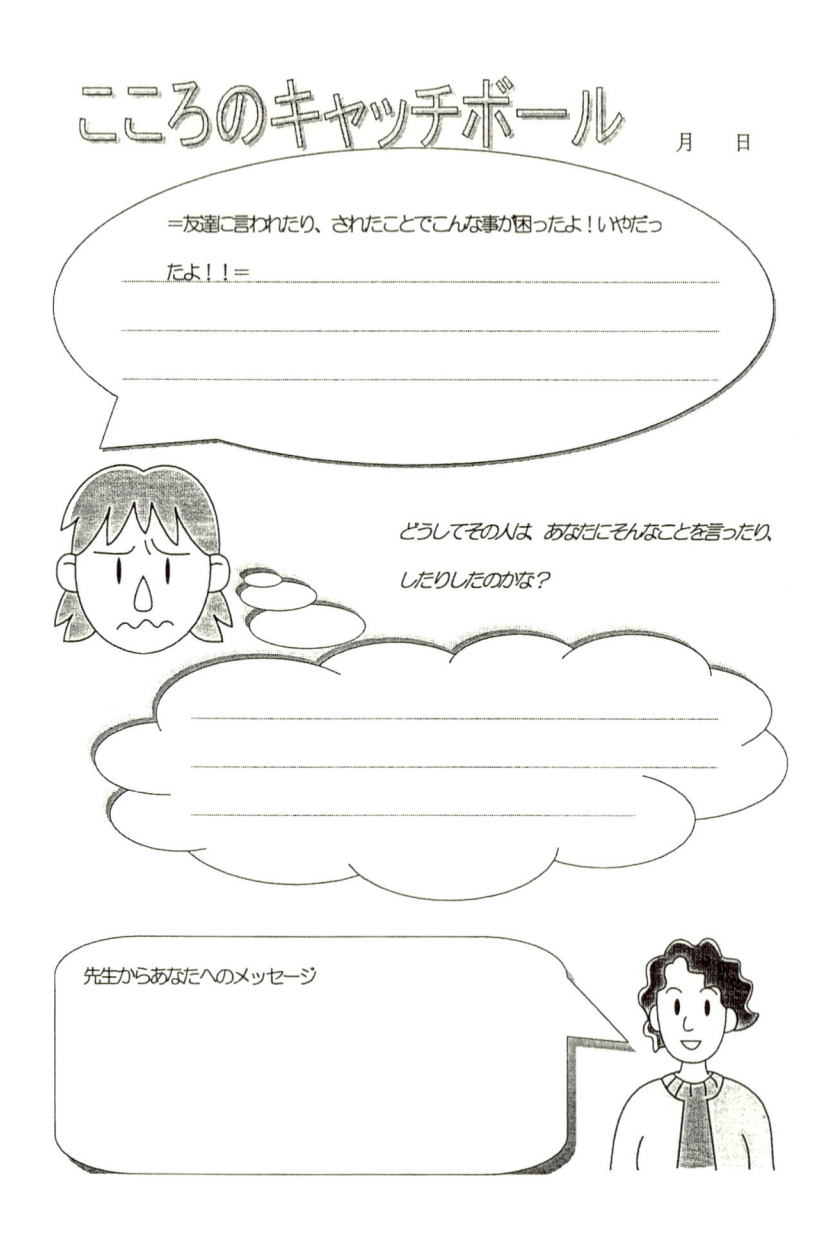

図3-1　（a）悪意意図を改善するシート

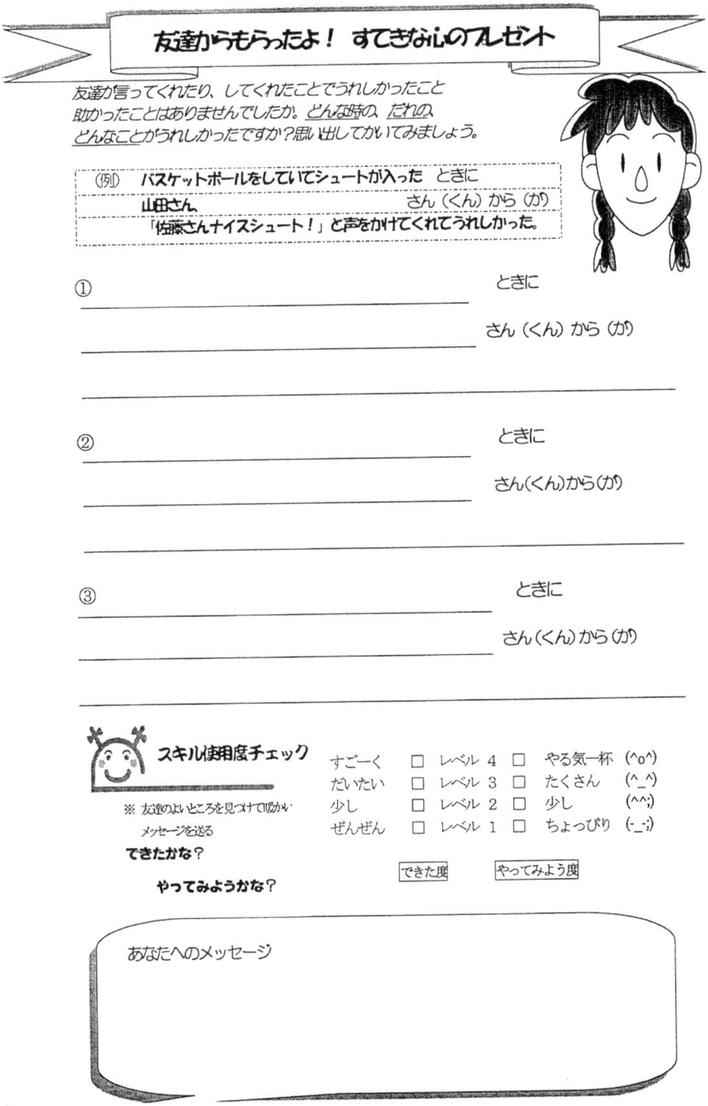

4．攻撃性適正化教育プログラムの具体的方法　55

友達からもらったよ！ すてきな心のプレゼント

友達が言ってくれたり、してくれたことでうれしかったこと、
助かったことはありませんでしたか。どんな時の、だれの、
どんなことがうれしかったですか？思い出してかいてみましょう。

(例) バスケットボールをしていてシュートが入った ときに
山田 さん、　　　　　　　さん (くん) から (が)
「佐藤さんナイスシュート！」と声をかけてくれてうれしかった。

① ＿＿＿＿＿＿＿＿＿＿＿＿＿＿＿＿＿＿ ときに
　＿＿＿＿＿＿＿＿＿＿＿＿＿＿＿＿＿＿ さん (くん) から (が)
　＿＿＿＿＿＿＿＿＿＿＿＿＿＿＿＿＿＿

② ＿＿＿＿＿＿＿＿＿＿＿＿＿＿＿＿＿＿ ときに
　＿＿＿＿＿＿＿＿＿＿＿＿＿＿＿＿＿＿ さん (くん) から (が)
　＿＿＿＿＿＿＿＿＿＿＿＿＿＿＿＿＿＿

③ ＿＿＿＿＿＿＿＿＿＿＿＿＿＿＿＿＿＿ ときに
　＿＿＿＿＿＿＿＿＿＿＿＿＿＿＿＿＿＿ さん (くん) から (が)
　＿＿＿＿＿＿＿＿＿＿＿＿＿＿＿＿＿＿

スキル実用度チェック

すごーく	□	レベル 4	□	やる気一杯 (^o^)
だいたい	□	レベル 3	□	たくさん (^_^)
少し	□	レベル 2	□	少し (^^;)
ぜんぜん	□	レベル 1	□	ちょっぴり (-_-;)

※ 友達のよいところを見つけて励ましメッセージを送る

できたかな？　　　　　できた度　　やってみよう度
やってみようかな？

あなたへのメッセージ

図3-1 (b) 攻撃性と拮抗するスキルへの個人強化，セルフ・モニタリング，セルフ・コントロールのためのシート

し，違った観点からの強化も加える（特別RO）。これは，その後の省察をさらに促すことにもつながる。図3-1は省察ワークで使用されるシートで，(a)は悪意意図を改善するシートで，(b)は攻撃性と拮抗するスキルへの個人強化，セルフ・モニタリング，セルフ・コントロールのためのシートである。

④**フレーム4（情報ワーク）** このフレームでは，家庭と担任への情報伝達または担任との情報交換が中心となる。モジュールIT（教員への情報）は，実施者が担任である場合は必要ないが，担任以外の場合は，連絡を密にし協力を得る必要があり，そのためのモジュールである。モジュールIP（親への情報）では，連絡シートによって，プログラムの進行と内容を保護者に伝え，理解と協力を得ることを目的としている。

(3) 時間的構成

表3-3は，このプログラムの短縮版の時間構成を示している。モジュールEA，KA，GA-RPは1回45分のセッションで，モジュールの特徴からいって，現行のカリキュラムでは，道徳，保健，特別活動，国語の時間が割り当てられ，新

表3-3 短縮版のセッションにおけるフレーム・モジュールの時間構成

フレーム	モジュール	1週	2週	3週	4週	5週	6週	7週
1	GA-RP			●	●	●	●	●
2	RX	●						
	RC	●						
	RO		●					
	RX-RC-RO			●	●	●	●	●
	特別RO				●			
	集団RO			●	●	●	●	●
3	EA	●						
	KA		●					
	PP	●		●		●		
4	IP			●		●		●
	IT	●	随時	●	●	●	●	●

教育課程では総合的な学習の時間において実施が可能である。モジュールRX, RC, ROも1つに組み合わせて実施され，この方法についての説明や習得が終わると（これには1単位時間が必要），1回10分ほどの実施時間となり，帰りの会などで実施される。短縮版では，基本的に週1回実施されることになる。

表にある集団ROはモジュールRO内の集団強化のことで，週1回のペースで教室に掲示する集団強化資料が刷新されていく。モジュールPPも掲示物で，モジュールGA-RPの進行に従って2週間に1回刷新されていく。モジュールIPは，プログラムの進行に従って3回ほど発行される。特別ROは，プログラムの中ほどで1回挿入されている。

5. 攻撃性適正化教育プログラム実践

(1) 教育評価の方法

さて，教育評価の方法であるが，学校教育における評価には，主観，恣意といった判断基準も多く，科学的判断とはほど遠い効果評価が行われているのが現状である。フィークスにおいては，プログラム実施前後に科学的な効果評価を設定し，その後のフォローアップ評価，さらには統制クラスとの比較を実施する。評価尺度は，プログラムの大目標と構成目標ごとに仲間評定と自記式質問紙評定が用意されている。

大目標の攻撃性の測定には，小学生用攻撃性質問紙HAQ-C（坂井ら，2000；山崎ら，2001）を用い，仲間評定では，クラスの同性児童を対象に「怒りやすい」程度を7件法（ぜんぜんあてはまらない～たいへんよくあてはまる）で評定する。

構成目標では，まず性格面の目標に対しては，対人関係領域でのセルフ・エスティームを測定できる児童用対人領域セルフ・エスティーム尺度（今川ら，1999）を用い，仲間評定では，クラスの同性児童を対象に「誰とでもすぐ友達になることができる」程度を7件法で評定する。認知面での目標に対しては，児童用意図帰属尺度（今川ら，1999）を用い，仲間評定では，クラスの同性児童を対象に「人から嫌なことを言われても，悪くとらない」程度を7件法で評定する。行動面としてのソーシャル・スキルについては，この目標に直

結する尺度ではないが，間接的にこの目標の達成度を知る手段として，質問紙に，ソーシャル・サポート尺度短縮版（嶋田ら，1992）の友人をサポート源とする4項目を，仲間評定では，クラスの同性児童を対象に「人の良いところに気づき，よくほめる」程度を7件法で評定する。自記式質問紙はいずれの尺度も標準化が完了している。

(2) プログラムの実践

上述した攻撃性適正化プログラム短縮版を実施した。すなわち，仲間からの攻撃性評定の結果から攻撃性の高い児童と低い児童を合わせ男女混合の5～6人からなるグループを構成し，プログラム参加への動機づけを高めるモジュール群（EA, KA, PP），スキルの獲得を目指したモジュール群（GA, RP），帰属操作およびエフィカシー向上を図るモジュール群（RC, RO, RX），親，担任等への連絡や情報交換を行うモジュール群（IP, IT）を，現行の教育課程の中で総合的に実践した。教育時間の構成は先述の表3-3のとおりであった。教育効果は教育前後に加えて，プログラム終了後2ヵ月後のフォローアップ期間も設けて検討した。

プログラム参加児童は，小学5年生で，教育クラス1クラス32名（男子17名，女子15名），統制クラス1クラス31名（男子13名，女子18名）である。実施時期は，5月下旬から7月上旬にかけてプログラムを実施し，フォローアップ調査を9月上旬に行った。

(3) 教育効果の諸側面

全ての教育目標に質問紙評定と仲間評定を行い，仲間評定では，クラスの同性に対する評価とクラスの同性からの評価ごとに得点を算出した。プログラムの実施直後ならびにフォロー・アップ評価を実施前評価と比較し，それぞれの差を変化値として算出し，比較検討を行った。

大目標の攻撃性の変化であるが，分析の結果，仲間評定については有意な効果は認められず，自記式攻撃性質問紙HAQ-Cでは，下位尺度の身体的攻撃，短気，表出性攻撃で，プログラム直後で有意な教育効果が認められたが，その結果はフォロー・アップ時までは持続しなかった。

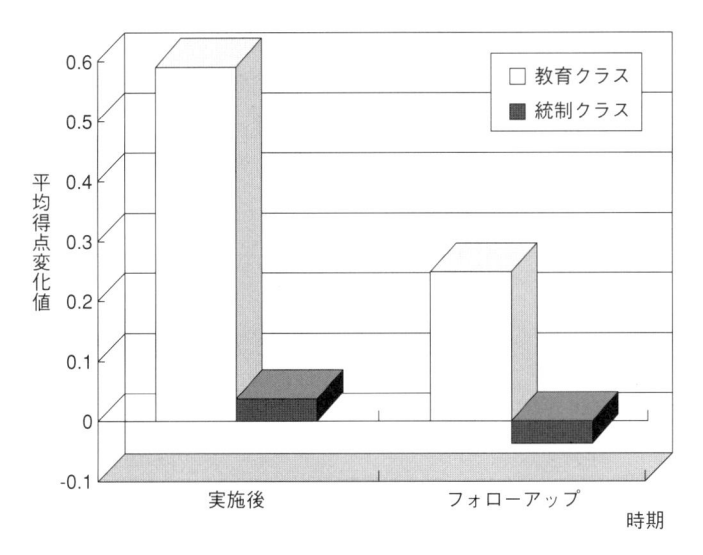

5. 攻撃性適正化教育プログラム実践   59

図3-2 ソーシャル・スキル仲間評定（友達から自分への評定値）の変化

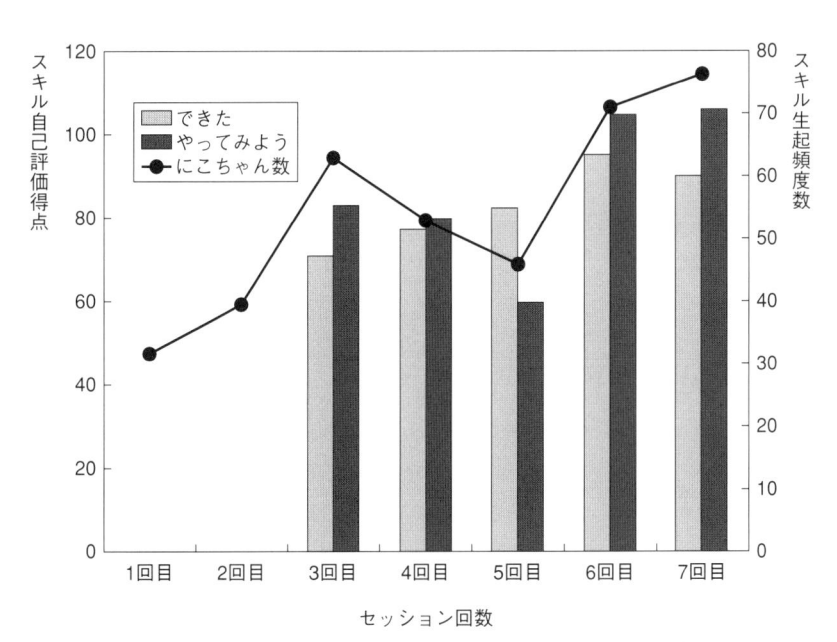

図3-3 教育プログラムの進行に伴うソーシャル・スキルの生起頻度数ならびにセルフ・モニタリング，セルフ・コントロール度の変化

構成目標においては，分析の結果，本人が受けたソーシャル・スキル評定について，図3-2から明らかなように，全般的に教育クラスの値が統制クラスよりも高くなっており，プログラムの教育効果が確認される。ただ，フォロー・アップ時では，両クラスの差異が小さくなり，教育効果が薄らいでいることも同時に確認できる。図3-3は，教育が進行する中で，子どもたちによるクラス内でのソーシャル・スキルの採取数の変化（にこちゃん数）とスキル実行度の変化（セルフ・モニタリング；できた度）と実行意識度の変化（セルフ・コントロール；やってみよう度）という自己評価の変化をクラス全体で集計した結果である。統制クラスとの比較はないものの，図から明らかなように教育効果が確認される。

6．学校教育における心の健康教育

(1) 生きる力と心の教育

平成14年度から施行される新教育課程では，「生きる力」を育むことが中心となっている。この「生きる力」は，中教審答申の中で，①自ら課題を見つけ，自ら学び，自ら考え，主体的に判断し，行動し，よりよく問題を解決する資質や能力，②自らを律しつつ，他人と共に協調し，他人を思いやる心や感動する心などの豊かな人間性，③健康と体力と定義されている。この「生きる力」の3要素にはフィークスが目指している自律的な性格が大きくかかわっていることはいうまでもない。「生きる力」の育成を目指す1つの試みが「心の教育」であるが，「少年の問題行動等に関する調査研究協力者会議報告」（文部科学省，2001）では，子どもの「心」の問題への具体的な対応策があげられ，生徒指導における受容的，予防的対応の重視と多面的な指導，社会性の育成ならびに社会性を育むプログラムの開発，自制心，自律心，ストレスへの対応力を含む自己指導能力を高めるような教育の必要性等が指摘されている。ここでもフィークスの目標とはほぼ共通していることがわかる。

(2) 新教育課程― 総合学習―への位置づけ

新学習指導要領では，このような生きる力を育てるために中核となる教育活

動を，横断的で，総合的な指導によるものとしている。この指導が行われるのが総合的な学習の時間となる。急速に変化する社会の中では，国民ひとりひとりが自らの健康問題を主体的に解決していく必要性が指摘されており，これは現代的課題の1つといえる。新学習指導要領においても，総則の中で，「体力の向上及び心身の保持増進に関する指導については，体育科の時間はもとより，特別活動などにおいてもそれぞれの特質に応じて適切に行うよう努めることとする。また，それらの指導を通して，家庭や地域社会と連携を図りながら，日常生活において適切な体育・健康に関する活動の実践を促し，生涯を通じて，健康・安全で活力ある生活を送るための基礎が培われるよう配慮しなければならない」とされ，健康教育が充実される方向にあることがわかる。しかし，心身の健康教育の核となるプログラムは，1つの教科として位置づけるのではなく，横断的・総合的な学習として，総合的な学習の時間に位置づけることが最も適切であると考えられる。本章で紹介した，子どもの自律性を促し，心身の健康問題を予防するプログラムは，総則に示された総合的な学習の時間のねらいや内容を十分に満たすものである。

(3) 今後の問題と課題

本章の冒頭でも述べたように，自律性がそこなわれる性格形成には攻撃性と依存・消極性の2つの方向がある。その改善プログラムとして，攻撃性適正化教育プログラムと依存・消極性改善プログラムがある。これらのプログラムを併用し，健康教育の核としてカリキュラムの中に位置づけることにより，子どもの生涯にわたる心身の健康を保障していくことができると考えられる。それには，まず，年間を通した指導計画の作成が必要になってくる。具体的なプログラムの年間計画としては，1学期に攻撃性適正化教育プログラム，2学期に依存・消極性改善プログラムを実施し，3学期に攻撃性適正化ならびに依存・消極性改善の総括的プログラムを，それぞれ週1時間ほどの割合で，児童や学級・学校の実態に合わせ，行うことが考えられる。現在，小学校高学年用のプログラムしか用意されていないが，これを小学校中学年にも広げていくことが今後の課題である。

指導体制としては，保健の授業が可能となった養護教諭をはじめ，複数の教

員とのティーム・ティーチングも効果的である。ただ，プログラム実施者の児童に与える影響は非常に大きいため，プログラムの実施者にはある程度の研修が必要となり，これは，学校現場にプログラムを導入する場合の重要な課題となろう。また，今後は家庭との接触度をさらに高め，家庭から地域全体へと協力体制を整え，学校・家庭・地域のトライアングルで心の健康を達成することを目指す必要がある。

〈引用文献〉

Dodge, K.A. 1980 Social cognition and children's aggressive behavior. *Child Development*, **51**, pp.162-170.

Dodge, K.A. 1986 *A social information processing model of social competence in shildren*. In M.Perlmutter(Ed.), Minnesota symposia on child psychology. Hillsdale, NJ: Lawrence Erblaum, pp.77-125.

Dodge, K.A., & Frame, C.L. 1982 Social cognitive biases and deficits in aggressive boys. *Child Development*, **51**, pp.620-635.

Dodge, K.A., Murphy, R.R., & Buchsbaum, K. 1984 The assessment of intention-cue detection skills in children: Implications for developmental psychopathology. *Child Development*, **55**, pp.163-173.

Dodge, K.A., & Newman, J.P. 1981 Biased decision making processes in aggressive boys. *Journal of Abnormal Psychology*, **90**, pp.375-379.

Goldstein, A.P., Glick, B., & Gibbs, J.C. 1998 *Aggression Replacement Training(ART): A comprehensive intervention for aggressive youth*. Champaign,Ill.: Research Press.

Harter, S. 1983 Developmental perspectives on the self system. In E.M. Hetherington(Ed.), *Handbook of child psychology: Socialization personality and social development*(Vol.4). New York: Wiley. Cited from Pope, A.W., McHale, S.M., & Craighead, W.E. 1988 Self-esteem enhancement with children andadolescentes. New York: Pergmon Press. (高山巌監訳　佐藤正二・佐藤容子・前田健一訳　1992　自尊心の発達と認知行動療法—子どもの自信・自立・自主性をたかめる—　岩崎学術出版社)

今川恵美子・笠井裕子・山崎勝之　1999　小学校における攻撃性適正化教育プログラムの評価法の検討—児童用対人領域セルフ・エスティーム尺度及び児童用意図帰属尺度の標準化—　日本健康心理学会第12大会発表論文集, pp.244-245.

今川恵美子・笠井裕子・山崎勝之　2000　小学校における攻撃性適正化教育プログラム—短縮版の実践とその教育効果の検討—　日本健康心理学会第13大会発表論文集, pp.176-177.

笠井裕子　1998　小学校クラス集団におけるこころの健康教育—攻撃性低減プログラムの実施細案の作成と教育効果の検討—　鳴門教育大学修士論文

笠井裕子・今川恵美子・山崎勝之　1998　攻撃性低減のための総合的教育プログラム

―実施細案の作成と教育効果の検討―日本健康心理学会第11大会発表論文集, p.158.
木村龍雄　1985　学校における健康生活指導の現状と問題点　学校保健研究, **27**, pp.509-513.
Lochman, J.E., Burch, P.R., Curry, J.F., & Lampron, L.B.　1984　Treatment and generalization effects of cognitive-behavioral and goal-setting interventions with aggressive boys. *Journal of Consulting and Clinical Psychology*, **52**, pp.915-916.
Lochman, J.E., Dunn, S.E., & Klimes-Dougan, B.　1993　An intervention and consultation model from a social cognitive perspective: A description of the anger coping program. *School Psychology Review*, **22**, pp.458-471.
Maccoby, E.　1980　*Social development*. New York: Willy.（坂西友秀　1996　自尊心と帰属スタイル　大淵憲一・堀毛一也編　パーソナリティと対人行動　第6章（pp.124-148）　ナカニシヤ出版）
文部省　1998　小学校学習指導要領　大蔵省印刷局
文部科学省　2001　少年の問題行動等に関する調査研究協力者会議報告　心と行動のネットワーク―心のサインを見逃すな、「情報連携」から「行動連携」へ―　文部科学省　2001　生徒指導上の諸問題の現状について（速報）
Moreno, J.L.　1957　*The first book on group psychotherapy*. 3rd ed. New York: Beacon House.
Nasby, W., Hayden, B,. & DePaulo, B. M.　1980　Attributional bias among aggressive boys to interpret unambiguous social stimuli as displays of hostility. *Journal of Abnormal Psychology*, **89**, pp.459-468.
Pepler, D.J., King, G., & Byrd, W.　1991　A social-cognitively based social skills training program for aggressive children. In D. J. Pepler & K. Rubin, *The development and treatment of childhood aggression*. Hillsdale, NJ: Lawrence Erlbaum, pp.361-388.
Perry, D.G., & Bussey, K.　1977　Self-reinforcement in high-and low-aggressive boy following acts of aggression. *Child Development*, **48**, pp.653-658.
Perry, D.G., Perry, L,C., & Weiss, R. J.　1989　Sex differences in the consequences that children anticipate for aggression. *Developmental Psychology*, **25**, pp.312-319.
Pope, A.W., McHale, S.M., & Craighead, W.E.　1988　*Self-esteem enhancement with children and adolescentes*. New York: Pergamon.（高山巌監訳　佐藤正二・佐藤容子・前田健一訳　1992　自尊心の発達と認知行動療法―子どもの自信・自立・自主性をたかめる―　岩崎学術出版社）
Richard, B., & Dodge, K.　1982　Social maladjustment and problem solving in school-aged children. *Journal of Consulting and Clinical Psychology*, **50**, pp.226-233.
Rogers, C.R.　1951　*Client-centered Therapy: Its Current Practices, Implications, and Therapy*. Hougthon Mifflin.（佐治守夫・飯長喜一郎　1983　ロジャーズ―クライエント中心療法―　有斐閣）
坂井明子・山崎勝之・曽我祥子・大芦治・島井哲史・大竹恵子　2000　小学生用攻撃性質問紙の作成と信頼性、妥当性の検討　学校保健研究, **42**, pp.423-433.

嶋田洋徳・岡安孝弘・坂野雄二　1992　小学生用ソーシャルサポート尺度短縮版作成の試み　ストレス科学研究, **8**, pp.1-12.

Slaby, R.G., & Guerra, N.G. 1988 Cognitive mediators of aggression in adolescent offenders: 1. Assessment. *Developmental Psychology*, **24**, pp.580-588.

Stipek, D.J. 1983 A developmental analysis of pride and shame. *Human Development*, **26**, pp.42-54.

高橋浩之　1996　健康教育への招待　大修館書店

山崎勝之(編)　2000　心の健康教育―子どもを守り，学校を立て直す―　星和書店

山崎勝之・坂井明子・曽我祥子・大芦治・島井哲史・大竹恵子　2001　小学生用攻撃性質問紙（HAQ-C）の下位尺度の再構成と攻撃性概念の構成　鳴門教育大学研究紀要

第4章
子どものウエルネス（総合的健康）を守るストレス・マネジメント教育

倉戸ツギオ

1. 子どものウエルネスを守るために

(1) ウエルネスとは

　健康の概念をトータルに広げたのがウエルネス（Wellness：総合的健康）である。この概念は，ダン（Dunn, 1961）やトラビスとライアン（Travis & Ryan, 1981）によって主張された。たとえば，ダン（1961）は，WHOで定義された「完全に良好な状態（Well-being）」をさらに積極的に解釈し，ウエルネスを「まったくの健康で輝くように生き生きしている状態を目指す過程であり，個人が持つ潜在能力を最大限に生かす機能を統合したもの」と定義している。また，トラビスとライアン（1981）は，ウエルネス過程を維持し，成長するという点を強調し，「ウエルネスとは，身体的な健康の定義を広げたもので，自覚・学習・成長の3つのステップを繰り返し，自分自身の健康度をより高める過程である」と定義している。すなわち，ウエルネスからハイ・レベル・ウエルネスへの変化過程である。それはグリーンバーグとパーグマン（Greenberg & Pargman, 1989）らに引き継がれたのである。そして，倉戸（1993）は，「ウエルネスとは，現在の状態がどのような状態であっても，現実のあるがままの自分を受け止め，今，ここにある自分を喜び，そして，生かされていること，用いられていることを感謝し，より充実した在り方を問いつづけ，人間らしさの可能性を高めていく過程である」と定義している。ここでいう「ハイ・レベル・ウエルネスへの変化」と「人間らしさの可能性を高め」

ということが開発という視点である。また，ウエルネス過程を維持し，現在の状態を受け止め，「より充実した存り方を」ということが予防という視点である。この視点が開発的ストレス・マネジメント教育と予防的ストレス・マネジメント教育の特徴である（倉戸, 1997；Kurato, 1998）。

さて，ダン（1961）によって開発されたウエルネス・トレーニングは，トラビスとライアン（Travis & Ryan, 1981）により，情緒，知性，身体，社会，職業，精神の6領域からなるプログラムとして構成され，発展した。そして，予防医学，予防行動科学，健康心理学の必要性が訴えられる中で，倉戸（1993；2001a, b）により，ウエルネス・トレーニングとして再構成されたのである。ウエルネス・トレーニングは，4つのトレーニング・プログラムから構成されている。それは，①自己発見トレーニング，②人間関係トレーニング，③ネイティブ・トレーニング，④生活習慣，ストレス・マネジメント・トレーニングである。自己発見トレーニングの目的は，自己の存在を認識し，自己の生き方，たとえば，自己理解，自己受容などの感性と情操を育み，自己開発を育成し，具体的な行動につなげることである。人間関係トレーニングの目的は，自己と他者との在り方を認識し，対人関係を豊かにする感性と情操を，そして，具体的な行動を育成することである。ネイティブ・トレーニングの目的は，自己のまわりにある全ての在り方を認識し，受け止め，共有し，共生する感性と情操を，そして，具体的な行動を育成することが目的である。生活習慣，ストレス・マネジメント・トレーニングの目的は，生かされていることをウエルネスに認識し，ウエルネスを探求する感性と情操を，そして，具体的な行動を育成することである。

ここでは，特に，人間関係トレーニングと生活習慣，ストレス・マネジメント・トレーニングをもとにした開発的ストレス・マネジメント教育と予防的ストレス・マネジメント教育の特徴とその効果を紹介する。

(2) ストレス・マネジメントの必要性

子どもたちは，家庭，学校，社会などのさまざまな場面において，いろいろなストレッサー状況にある。そのストレッサーは，子どもたちの適応状態，健康状態に対してネガテイブな影響を及ぼしている（Aldwin, 1994）。たとえば，

学校ストレッサーは，①対人関係ストレッサー（先生とのストレッサー，友人とのストレッサー，先輩・後輩とのストレッサーなど），②学校活動ストレッサー（学業ストレッサー，部活動ストレッサー，進学・進路のストレッサーなど），③家族関係ストレッサー（両親・兄弟・姉妹との比較からくるストレッサーなど），④他者評価ストレッサー（先生からの評価ストレッサー，両親からの評価ストレッサー，友達・仲間からの評価ストレッサーなど），⑤ライフイベントストレッサー（両親離婚・死別ストレッサー，転校・試験ストレッサー）などである（長根，1991；丹羽・山際，1991；嶋田ら，1995；岡安ら，1993；嶋田，1993；倉戸，1998）。これらの学校ストレッサーのうち，以前は，学校活動ストレッサーの学業，学力に関する問題行動が話題となっていた。それは，勉強，授業についていけないある特定の子どもに生じる問題行動，身体的病症であった。たとえば，頭が痛い，お腹が痛いなどという訴えが伴う無気力，無関心，無責任，学業不振，落ちこぼれ，不登校などであった。

しかし，ごく最近は，違ってきている。それは，対人関係ストレッサーと他者評価ストレッサーなどによる不適応行動である（Rock, 1984；嶋，1992；Tilden & Galyen, 1987；Vinokur & Ryn, 1993；倉戸，1999；2001a, b）。これは，ある特定の子どもに生じるのではなく，全ての子どもに生じる可能性がある。その1つは，対人関係能力の乏しさが原因である学校不適応行動である。学校不適応行動とは，「学校がおもしろくない」「何となくだるい」「ムカつく」という言葉によって表されるものである。そして，具体的な問題行動や身体的病症としては，なかなか現れないが，いらいら感，慢性的な不快感や苦痛感が鬱積された状態である（岡安，1994）。もう1つは，対人関係能力とストレス・マネジメント能力の乏しさが原因である不適応行動である（鈴木・坂野，1998；倉戸，1999；2000a, b）。これを倉戸（1999）は，対人不適応行動と主張している。対人不適応行動とは，「わたしの居場所がない」「わたしのことをわかってもらえない」という言葉によって表されるものである。そして，具体的な問題行動や身体的病症としては，不登校，無気力，いじめ，切れる，学級破壊，引きこもりなどへと変容する（Lorion *et al.*, 1975；Forman & O'Malley, 1984；Phillips, 1978；倉戸，1998）。

これら不適応行動の解決のために，心のカウンセリングや心のケアーの必要

性が訴えられている。特に，問題行動や身体的病症に対しては，対症療法の範囲で多種多様な試みがなされている。一方，対人関係能力とストレス・マネジメント能力の育成については，第1次予防であるストレス・マネジメント教育にゆだねられている。

2. ストレス・マネジメント教育とは

(1) 開発的ストレス・マネジメント教育と予防的ストレス・マネジメント教育とは

ストレス・マネジメント教育は，健康は自ら作り，自ら増進させるパーソナル・コントロールの育成であり（Averill, 1973；倉戸, 1995），ウエルネスの向上にあるという人間の在り方を強調したヒューマニスティックな行動科学である（倉戸, 1998）。この立場によれば，ストレス・マネジメント教育とは，「『完全にそこに存在すること』（Charles, 1974）の意識化，明確化，行動化へと導き，能動的な自己の存在，さらに，他者と自己との関係における自己の存在を構築するものである」（倉戸, 1997；Kurato, 1998）といえる。

これらの教育の特徴は，ラザルスとフォルクマン（Lazarus & Folkman, 1984）の主張したストレス理論，特に，認知的評価過程に基づくものである。そして，図4-1に示すように，開発的ストレス・マネジメント教育と予防的ストレス・マネジメント教育の教育的援助介入にある（倉戸, 1998；倉戸, 2003；倉戸・福田, 2001；倉戸・平岡, 2002；倉戸ら, 2003）。

開発的ストレス・マネジメント教育の目的は，教育の担い手が，今，持っているストレス・マネジメント能力，情動コントロール能力，自己コントロール能力を維持し，高め，パーソナル・コントロールを育成することである。具体的には，評価過程と対処過程に介入する教育的援助である。そして，予防的ストレス・マネジメント教育の目的は，教育の担い手が，ストレス状態を軽減し，対処するためのストレス・マネジメント能力，情動コントロール能力，自己コントロール能力を習得し，パーソナル・コントロールを育成することである。具体的には，学校ストレッサーと具体的な対処行動，そして，具体的なストレス反応に介入する教育的援助である（Kurato, 1998）。

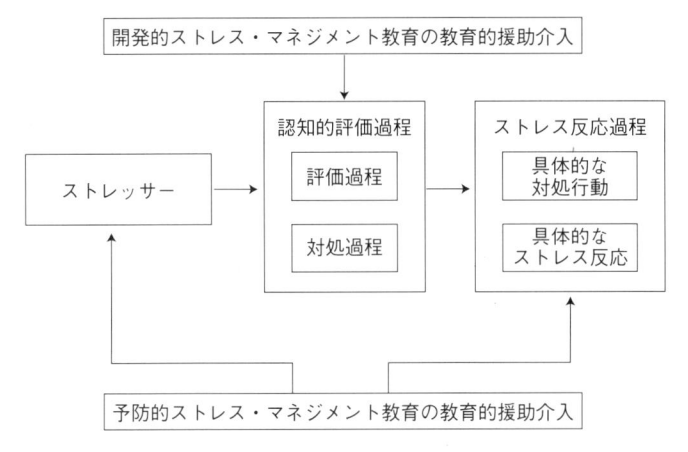

図4-1 ストレス過程に対する教育的援助介入

(2) ストレス・マネジメント教育における循環過程

　これらの教育的援助介入では，2つの循環過程を大切にする（倉戸, 2001）。それは，ウエルネス循環過程と下位循環過程である。ウエルネス循環過程は，気づき，めざめ，自覚過程 - 学び，教える，行動過程 - 振り返り，自己受容過程である（倉戸, 1994）。気づき，めざめ，自覚過程では，ウエルネスであるために，自分自身で現在のライフ・スタイルを振り返り，問題行動に気づき，そして，変革，開発する必要性にめざめる過程である。学び，教える，行動過程には，自己学習段階，自己教育段階，具体的学習行動段階がある。自己学習段階は，先の段階での気づきをもとに，現在のウエルネスを受容し，より適した生き方を具体的に試行錯誤し，見つけたり，選んだりする過程である。自己教育段階は，よりウエルネスであるための生き方，学び方を自分に教え，学び，自分のものにしていく過程である。具体的な学習行動段階は，具体的なウエルネス行動を形成し，よりよいライフ・スタイルを実行していく過程である。振り返り・自己受容過程では，いままでの過程を振り返り，自己理解し，他者理解し，対人関係を豊かにする過程である。そして，適切である学び方を学び，生き方を探り，具体的に試み，ウエルネス行動を習慣化する過程である（倉戸, 1994）。それぞれの段階での下位循環過程は，意識化 - 明確化 - 行動化

過程である（倉戸,1998；Kurato, 1998）。意識化は，感覚レベルで体験した自己の在り方を素直に認識することである。明確化は，認識されたことを確認し，それらの自己の在り方に基づいて適切な行動を選択し，自己決定し，自己実現へと導いていくことである。行動化は，意識化，明確化をもとに，ウエルネスから，ハイ・レベル・ウエルネスを形成するために選択された行動パターンにつなげることである。すなわち，自己実現への具体的な行動選択であり，実行である。

3. 実践研究

(1) 開発的ストレス・マネジメント教育の実践研究

小学5年生，68名を対象に開発的ストレス・マネジメント教育の効果を検討した研究がある（倉戸ら,2003）。

開発的ストレス・マネジメント・プログラムは，次のようなものであった。①評価過程のプログラムは，ストレッサーのいろいろな見方，考え方を学ぶ課題などであった。たとえば，ベーター・ニックルの「やさしいおおかみ」，岸田の「どこで　おひるね　しようかな」「どこからみているの」「ストレスの原因を知ろう」「状況と状態を知ろう」「絵を描いてみよう」などであった。②対処過程のプログラムは，信頼関係と共感関係の意識化，明確化，そして，多様な対処方法の可能性と対処方法の選択，決定，柔軟性について学ぶ課題などであった。たとえば，「一筆書きをしてみよう」，ジャイスの「天国への旅」「みんなで乗ろう」，ジャイスの「オブジェをつくろう」，ジャイスとチャールズの「ピザをわけよう」，ケンドールの「ストレス対処法」などであった。

プログラムの実施時間は，1週間のうち，土曜日，日曜日をのぞいた5日であった。結果は，トレーニング後，トレーニング後2日目のフォロー・アップ①，トレーニング後5日目のフォロー・アップ②，トレーニング後10日目のフォロー・アップ③で整理された。そして，次のような結果が見出された。

①動機づけの結果

動機づけは，意欲，興味，関心などで，新しい行動へのエネルギーの活性化

3. 実践研究

	トレーニング後	フォロー・アップ①	フォロー・アップ②	フォロー・アップ③
統制群	2.34	2.10	1.78	1.23
教育群	4.13	4.23	4.19	2.46

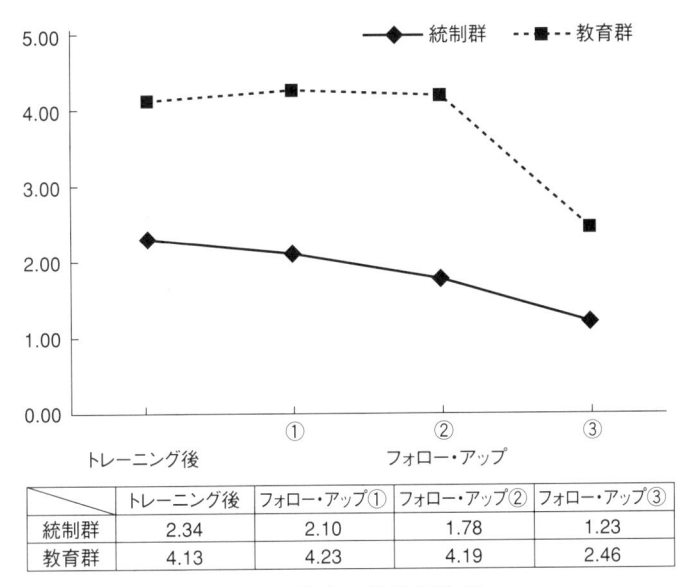

図4-2　動機づけの結果（平均値）

を反映したものである。動機づけの結果を図4-2に示した。

　トレーニング後では，統制群より，教育群の方が顕著に増加した。それは，ストレス反応を規定する情報などを学習したことにより，ストレッサーに対する適切な評価，対処行動の選択が可能になったからである。また，状況と状態の意識化，明確化が高まり，その結果，動機づけが増加したからである。そして，新しい目標が生まれ，新しいエネルギーの活性化が高まったからである。さらに，それぞれが自ら効果的に環境に働きかけることが有効であり，何も行動しないことがより問題を大きくすることを理解したからである。たとえば，必要な情報などを積極的に探索する行動解決，克服につながる自己決定による行動などである。すなわち，「コントロールの内的所在（Rotter, 1975）」である。フォローアップでは，統制群は，時間経過とともに動機づけが少しずつ減少した。しかし，教育群は，時間の経過とともにさらに動機づけが増加し，また，新しい行動への動機づけも，増加した。

　動機づけの言語反応の結果　　教育群に次のことが見出された。課題；「何

がみえるかな」では，認知の修正，調節，柔軟性が習得された。たとえば，「1つの絵に，2つの絵がかいてあるの，とても，面白かった」「自分のなかにいろんな感じ方，思いが，いっぱいあるんだ」などである。また，課題；「ストレスの原因を知ろう」では，ストレス発生を規定する評価過程の理解が明確化された。それが，動機づけを高め，ストレス・マネジメント能力を高めた（尾関ら, 1991；倉戸, 1999）。たとえば，「快い，不愉快，不快がたまるとストレスになるのか」「ストレスの感じ方がひとりひとり違うんだ」などである。すなわち，「日常生活混乱」「日常生活高揚」を理解し，ストレス発生を規定する評価過程の理解が，ストレス反応にどのように影響するかを学んだのである（Lazarus & Folkman, 1984；倉戸, 2001b）。そして，課題；「一筆書きをしてみよう」では，枠を広げ，柔軟な感覚，認知が意識化，明確化された。たとえば，「そんなにはみだしていいの」「2つの答えがあるのか，頭がかたい」などである。さらに，課題；「ピザをわけよう」では，いくつかの解決方法，対処方略が意識化，明確化され，話し合いにより，まとめるという意思決定が行動化された。たとえば，「1人では，わかんなかったが，○○君が，言ったことがおもしろかった。そんなこと僕には，考えられない」「同じ形に切らないといけないと思った。違う形に切ってもいいんだとわかった時には，おどろいた。僕って，あたまが固いんだ」「みんなで，いろいろ考えた。話し合って，いい感じ。僕たちって，すごいでしょ」などである。

②対人関係能力の結果

対人関係能力は，共感性，受容性，協調性，自己主張，自己主張的行動（アサーション）の総合能力であり，他者との共存，共生に必要な自己と他者との関係を作り出す能力を反映するものである。対人関係能力の結果を図4-3に示した。

トレーニング後では，統制群より，教育群の方が顕著に増加した。これは，ひとりひとりに，「首尾一貫した感覚」（Antonovsky, 1987）が高まったからである（倉戸, 2000）。具体的には，①対人関係での自己に対する信頼，②自分に要求されていること，自分がすべきことなどを認識している把握可能感覚，③自分に与えられた課題が解決できるという対処可能感覚，④自分がやろうと

図4-3 対人関係能力の結果（平均値）

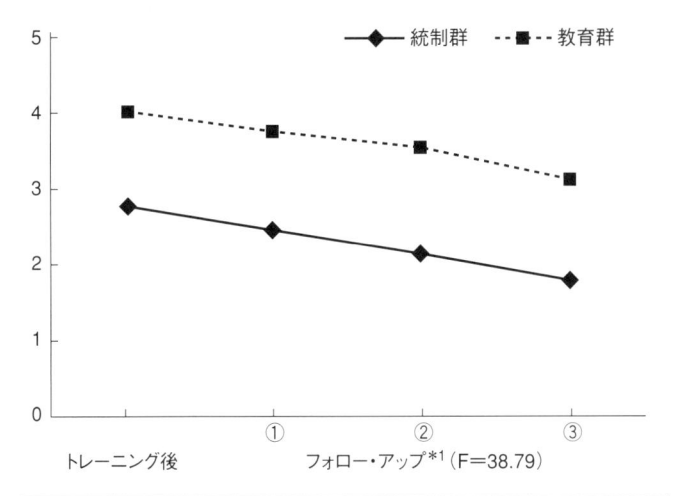

	トレーニング後	フォロー・アップ①	フォロー・アップ②	フォロー・アップ③
統制群	2.89	2.51	2.22	1.87
教育群	4.09	3.87	3.64	3.21

*1 $p<.01$

していることに価値があることを受け止められる有意義感覚，自尊感情などである。そして，対人関係における具体的な協働行動などが生まれたのである。これは，「どうするか」よりも「どうあるか」の現れである（Rogers, 1986）。そして，ひとりひとりが，ポジテイブな感情を自己評価し，お互いに共感性を高めた。これは，他者に対する「肯定的な関心」（Taylor, 1963）である。フォロー・アップでは，統制群は時間経過とともに少しずつ減少した。教育群もまた，時間経過に伴い緩慢であるが少しずつ減少した。

対人関係の言語反応の結果　教育群に次のことが見出された。課題；「絵を描いてみよう」では，ファシリテイターの言葉かけが同じでも，受け手側に，いろいろなとらえ方があり，描くという表現行動，情動表現の違いが意識化，明確化された。たとえば，「えんとつを書いていいんだ。みんな，感じていることが違うんだ。書きたいことが違うんだ」「リンゴがなっているんだって，わたしは，みかんが大好きだから，書いてもいいの」などである。また，課題；「どこから見ているの」では，1つのことをいろいろな視点から，方向

からみる，感じることを明確化し，行動化された。たとえば，「わたしには，わからなかった，すごいところから見ているのだ，難しいよ」「そんな方向から見ているのか，僕は，単純なのがわかった」「これから，まわりを，よく見よう」などである。そして，課題；「ゆだねてみよう」では，相手を信じて，ゆだねる行動化がみられ，終わるとお互いに微笑みを浮かべつつ抱き合ったり，喜び合いが行動化された。すなわち，共感行動である。また，虚講から現実への感じるという行動化である（Charles, 1974；倉戸, 2000）。たとえば，「信頼しあっているから，何でも，さあーこいだ」「仲良しだもん。いい感じだもんね」などである。さらに，課題；「みんなで乗ろう」では，乗る場所が小さくなるにしたがって，みんなで話し合い，それぞれの与えられた役割と責任を明確化し，全員での協力が行動化された。たとえば，みんなで裸足になって，つま先立ちしたり，または，大きい子が，小さい子や軽い子をおんぶしたり，肩車をしたりして乗るなどである。そして，自己効力感を生んだのである。たとえば，「みんなで，やれば，なんとかなるんだ」「うまくいったのは，助け合ったからだよね」などである。

③自尊感情の結果

自尊感情は，自分が行った行動に意味があり，価値があり，適切であり，自己効力感があったと判断し，自信を高める。さらに，自分と同じように他者を受容し，尊重し合う関係を作り出し，それをもとに新しい課題へと活性化する動機づけなどを反映したものである。自尊感情の結果を図4-4に示した。

トレーニング後では，統制群より，教育群の方が，顕著に増加した。統制群は，その他の教育効果が影響したと考えられる。たとえば，小学生の時期は，「勤勉性と劣等感」(Erikson, 1959) の葛藤危機である。そこで，自分の適性を意識化し，得意なことは，やれば達成できると明確化したからある（吉田，1995）。教育群は，嶋田ら (1996) や嶋田 (1998) と類似した結果がみられた。それは，自尊感情が顕著に増加し，自分の行動がいろいろな結果を生んでいることを意識化，明確化したからである。そして，それらが期待感，適応感を生み，解決，対処への行動力を高めたのである（神田, 1993；水口ら, 1990）。すなわち，「行動期待による自己効力感」(Bandura, 1986) である。しかし，

3. 実践研究

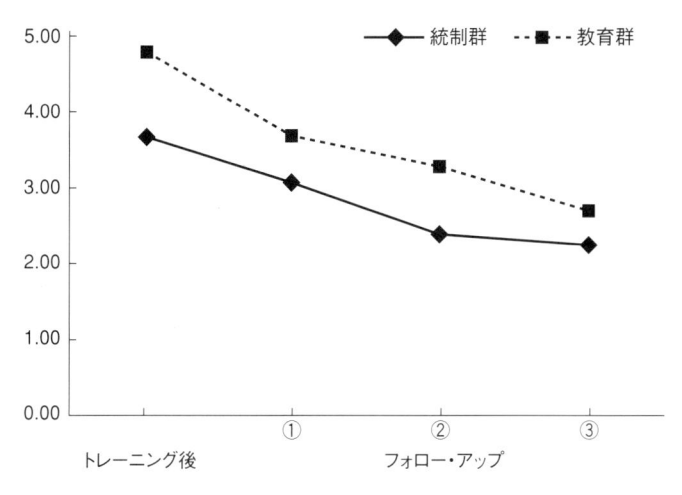

	トレーニング後	フォロー・アップ①	フォロー・アップ②	フォロー・アップ③
統制群	3.57	2.89	2.18	2.03
教育群	4.78	3.41	3.00	2.49

図4-4 自尊感情の結果（平均値）

今後の課題は，ロッター（Rotter, 1966）が指摘したように，一般期待と特定期待との統制感，自尊感情の効果を検証する必要がある。フォロー・アップでは，統制群も，教育群も，時間の経過とともに減少した。

自尊感情の言語反応の結果　　教育群に次のことが見出された。課題；「わたしのイメージ」では，前半の段階は，なかなかプライベートなことなので，アサーションできず，閉鎖的であった。しかし，後半の段階では，自尊感情への明確化，行動化がなされた。たとえば，「おどおど，こわかったの……なかまなんだ，いいでしょ。いつも，いっしょにいるといい感じ」「僕がいるから，みんながいるから，ひとりひとりが大切なんだ，いることがいいんだということ」などである。また，課題；「ロール・プレイⅢ」では，自己の責任と役割の意識化が明確化された。そして，行動化が伴うにしたがって，自己と他者の役割が認識された。さらに，一体感，自己効力感，自尊感情が行動化された。たとえば，「自分が嫌いな役でも，おもしろい。やったら，うけたので，いろんな役をしてみたい」「僕ってね，なかなかのもんでしょ，自分をほめてあげ

たい」などである。そして,「僕にでも,できるんだ,何とかなるって,わかって,よかった,これからチョットまてと言えるようになりたい」「みんな,すごくいい友達だ。僕も,その1人なんだ」などである。

まとめとして,それぞれの相関関係を示したのが,図4-5である。その結果,開発的ストレス・マネジメント教育では,動機づけと対人関係能力,そして,自尊感情に関する教育的援助介入が有効であることが見出された。

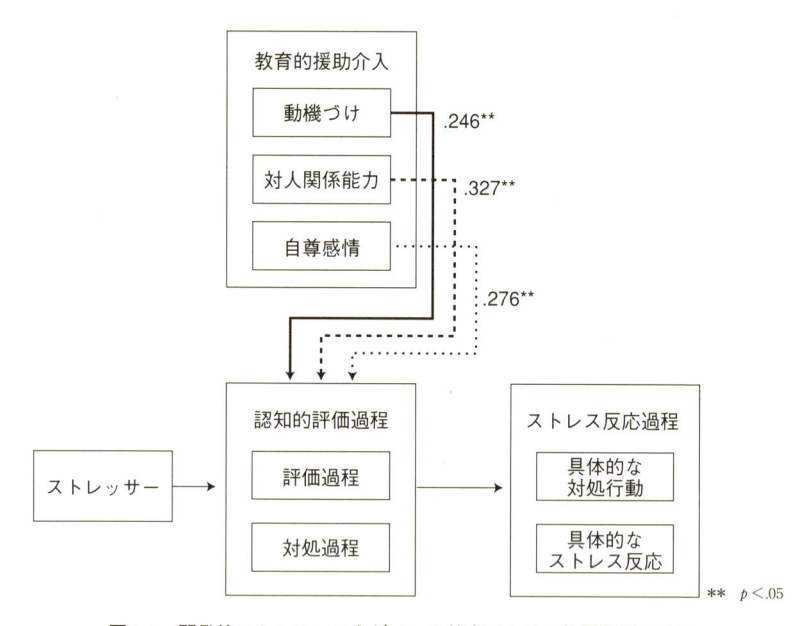

図4-5 開発的ストレス・マネジメント教育における相関関係の結果

($**$ $p<.05$)

(2) 予防的ストレス・マネジメント教育の実践研究

小学5年生,86名を対象に予防的ストレス・マネジメント教育の効果を検討した研究がある（倉戸ら,2003）。

予防的なストレス・マネジメント・プログラムは,次のようなものであった。①学校ストレッサーのプログラムは,ストレス過程に関する情報などについて学び,ステレオタイプ的なストレス反応に対する自己理解,ストレッサー改善,

解放について学ぶ課題である。たとえば，「物理的ストレッサーと心理的ストレッサーとは」「なぜ，ストレッサーになるか」などであった。②対処行動のプログラムは，対処行動の多様性，柔軟性，その時，その場にあった対処行動の選択と決定，そして，具体的な対処行動力などを学ぶ課題である。たとえば，「情動コントロール」「ファンタジー」などであった。③ストレス反応のプログラムは，情動反応，認知行動的反応，身体的反応，ストレス反応のプログラムに分けられる。情動反応のプログラムは，感情，情動，行動の区別などを学び，情動コントロールによる軽減，修正などを学ぶ課題である。たとえば，ロージャースの自己開示法，「『すべき』からの解放」，ケンドールの「コーピングキャット・ワークブック」，メリットの「からだの鎧を脱ぎ捨てよう」，「アサーションにトライ」などであった。認知行動的反応のプログラムは，認知行動の軽減，修正，改善を学ぶ課題である。たとえば，ジャイスの「イメージ法」，「コミュニケーション」，「感じて，受け止めて，シェアリング・ヒーリング」などであった。身体的反応のプログラムは，身体行動の軽減，修正を学ぶ課題である。たとえば，「呼吸法」，ジェコブソンの「リラクセーション」，ウォルピーの「系統的脱感法」，「自律訓練法」などであった。ストレス反応のプログラムは，情動的反応と行動的反応のコントロール，ストレス反応の表現法，ストレス反応の受容性などを学ぶ課題である。たとえば，モリィーの「トラスト・ウォーク」，「状況と状態とは」，「プラス・メッセージ」などであった。

プログラムの実施時間は，1週間の内，土曜日，日曜日をのぞいた5日であった。結果は，トレーニング後，トレーニング後2日目のフォロー・アップ①，トレーニング後5日目のフォロー・アップ②，トレーニング後10日目のフォロー・アップ③で整理された。そして，次のような結果が見出された。

①アサーションの結果

アサーションは，対人関係において，相手を受容し，尊重し，自分の存在も受け止め，お互いの自己主張的行動を傾聴し，コンセンサスを得る行動力を反映するものである。アサーションの結果を図4-6に示した。

トレーニング後では，統制群より，教育群の方が顕著に増加した。教育群

第4章 子どものウエルネス（総合的健康）を守るストレス・マネジメント教育

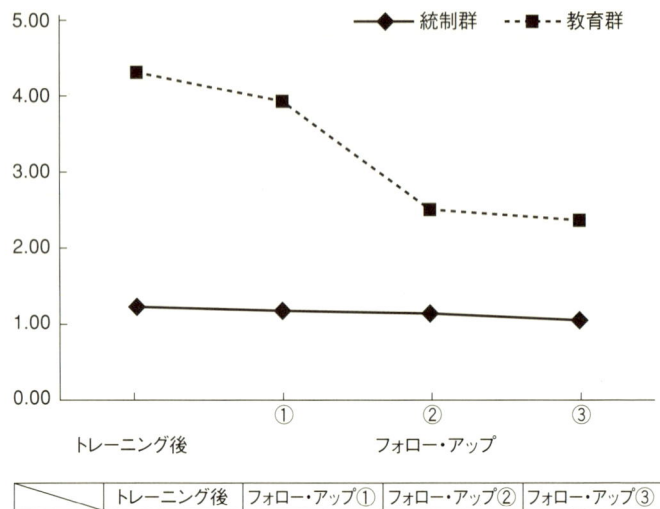

	トレーニング後	フォロー・アップ①	フォロー・アップ②	フォロー・アップ③
統制群	1.28	1.26	1.23	1.11
教育群	4.21	3.76	2.38	2.26

図4-6　アサーションの結果（平均値）

　は，トレーニングの初期の段階では，増加はあまり見出せなかった。それは，それぞれに個人的な自己主張がみられ，協調性がみられなかったからである。すなわち，自己中心的な行動である。しかし，後半の段階では，共感性と自己主張的行動が顕著に増加し，そして，協働性が見出された。これは，自分の欲求，考え，気持ちを素直に正直に自分にも相手にも適切に表現したからである(Wolpe & Lazarus, 1966)。そこでは，他者受容をしながら，お互いが目的に向かって共に問題解決しようという意識化，明確化，行動化が生じたのである。さらに，その行動により，相手の立場を受け入れ，相手を尊重する信頼関係が高まったのである。すなわち，「学び方を学んだ」(Bradford et al., 1964) ということである。フォロー・アップでは，教育群のトレーニング効果は2日目まで持続したが，その後は下降した。統制群は低いままであった。

　アサーションの言語反応の結果　教育群に次のことが見出された。課題；「『すべき』からの解放」では，自ら主体的，自立的な意思決定が意識化された。たとえば，「すべきといって，まわりを気にしているんだ」「えらぶというと，

気持ちがいい，すきなことができるんだ」などである。しかし，自分の意思で，選択する不安が意識化された。これは，行動化後の予測不可能性である。たとえば，「べきてしんどい」「えらぶということは，もっとしんどい」などである。また，課題；「コミュニケーション」では，一方通行のコミュニケーションの困難性と矛盾が意識化，明確化された。そして，相互通行のコミュニケーションの応答関係の必要性が明確化，行動化された。そして，それが自己中心的行動と自己主張的行動の明確化と行動化につながった。たとえば，「必要な時には，ちゃんといわないと，わかってもらって，大変なんだ。努力を，時間をかけないと，すぐにあきらめないことだ」「相手の言いたいこと，ちゃんときいて，〇〇ちゃんにこたえよう」などである。そして，課題；「話し方の違いを知ろう」「アサーティブな話し方にトライ」では，はじめは，攻撃的に，自己中心的な考えを持ち，他者の話を攻撃，非難と認識された。たとえば，「『うん，わかった』と言って，顔が拒否的なんだ」「目で，けんかっているんだ」などである。また，よい子として受け止めてほしいと考える子は，受け身的な表現が多いことが見出された。それは，燃えつき傾向，自己防衛的傾向である。たとえば，「言っても，だめじゃん」「何やっても，むださ。やるだけそんさ」などである。そして，後半の段階では，自己主張的行動がみられた。たとえば，「静かに，おちついて話をすれば，きいてもらえる，少しずつわかりあいたい」「すなおに，『お願い』とはなそう」などである。今後，アサーションの権利と選択については，検討する必要がある。

②心拍数と血圧の結果

心拍数と血圧値はストレス状態とリラックス状態の生理的変化を反映したものである。たとえば，ストレス状態では，交感神経系が活性化し，そのことにより，心拍数は，増加し，血圧値が高くなる。ストレス状態が安定した状態とリラックス状態では，副交感神経系が活性化し，心拍数は，減少し，血圧値は低下する。心拍数の結果を図4-7に，血圧値の結果を図4-8に示した。

トレーニング後では，統制群は，心拍数も，血圧値も，混乱，緊張などを反映する増加が見出された。一方，教育群は，心拍数も，血圧値も，緩和，安定などを反映する顕著な減少が見出された。これは，ストレス・マネジメント能

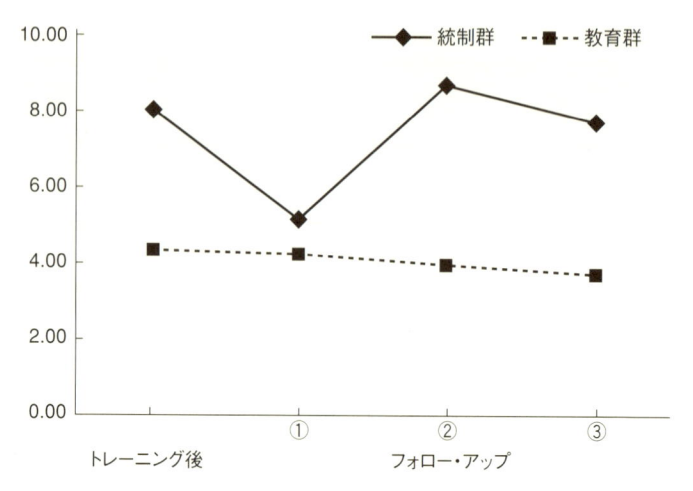

第4章 子どものウエルネス（総合的健康）を守るストレス・マネジメント教育

	トレーニング後	フォロー・アップ①	フォロー・アップ②	フォロー・アップ③
統制群	7.89	5.21	8.43	7.43
教育群	4.23	4.18	3.79	3.55

図4-7　心拍数の結果（bpm）

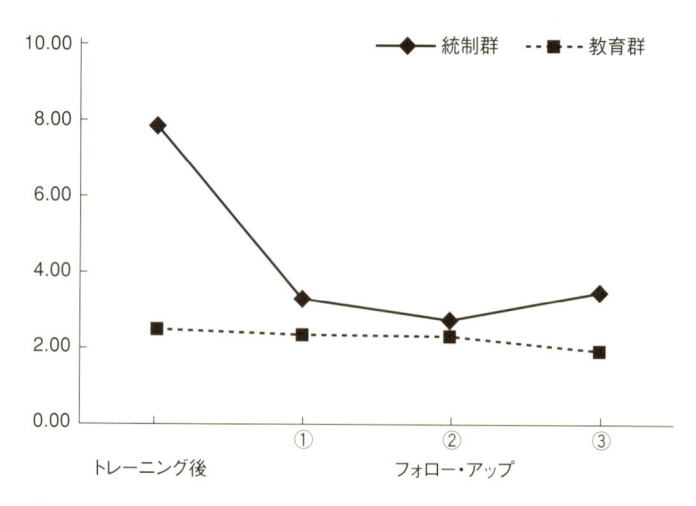

	トレーニング後	フォロー・アップ①	フォロー・アップ②	フォロー・アップ③
統制群	7.89	3.18	2.37	3.03
教育群	2.28	2.10	1.97	1.64

図4-8　血圧値の結果（mmHg）

力が高まったからである。また,「ミニマックス」(Miller, 1979, 1980) により,自己コントロール能力が高まったからである (Zaichkowsky & Zaichkowsky, 1984)。特に,リラクセーション課題では,倉戸 (1999) と同じ心拍数の減少がみられた。それは,いろいろな対処法を習得したからである。さらには,対処法を選択する余裕ができたからである (神村, 1994)。すなわち,ストレス・マネジメント能力の柔軟性である (倉戸, 1999;倉戸, 2000)。初期の段階では,イメージと情動との意識化,明確化がみられた。次の段階では,呼吸法,緊張－緩和法などのリラックスの明確化を認識し,行動化がみられた。また,手を手がかりにした情動の状況と状態とを意識化し,明確化できるようになった。その結果,手の緊張－緩和を用いたイメージ法を習得した。緊張－緩和の表情図版を利用したイメージ法を習得した。そして,具体的な手がかりのある行動が伴ったイメージと呼吸法を組み合わせた方法を習得した (Edward & Hofmeier, 1991;倉戸, 2000;倉戸, 2001b)。そこで,表情図版を利用したイメージ法 ＞ 手の緊張－緩和を利用した呼吸法 ＞ イメージ法 ＞ 呼吸法という関係が成立した。そして,5分の4の子どもたちが,自分に合ったリラックス法を2つ以上自分のものにした。フォロー・アップでは,統制群は,不安定な増加を示した。教育群は,低い状態を維持した。

心拍数と血圧の言語反応の結果　教育群に次のことが見出された。課題;「身体部分による緩和－緊張,表情図版画 (Sensitivity, Ⅱ) を用いたイメージ・リラクセーション・トレーニング法,呼吸法,自律訓練法,漸進的筋弛緩法などから,自分のできるものを学ぼう」では,リラックス効果が見出された。たとえば,「おなかに空気をいれて,はいて,何回もしてたら,ねむたくなってきました」「おなかに,空気が入って,いいきもち,力がわいてきた」などである。また,リラクセーションの経験が肯定的に意識化,明確化された。その結果,日常生活への広がりが行動化された (Setterlind & Lnestahl, 1977;倉戸, 2000;倉戸, 2001b)。たとえば,「家ですぐにできた,うれしかった」「教えてもらったストレス解消法を家でやってみました。とてもスッキリよ」などである。また,自分の状態を把握し,必要な時を選択して,試みる行動化がなされた。たとえば,「夜,ねるときは,5,6回するとぐっすりねむれました。すぐに起きれるようにもなりました」などである。さらに,他者への伝達,喜

びの分かち合いがなされた(倉戸, 2001b)。たとえば,「おしえてくれた解消法を,お母さんとお父さんにおしえたよ」「いもうともできるようになったよ」などである。

③パーソナル・スペースの結果

　パーソナル・スペースは,対人行動の関係を反映したものである。パーソナル・スペースが小さければ小さいほど対人関係能力が高く,共感関係,信頼関係が成立しているのである。また,パーソナル・スペースが大きければ大きいほど対人関係能力が低く,共感関係が不成立であり,信頼関係が成り立っていないのである(Sommer, 1969；倉戸, 1999)。パーソナル・スペースの結果を図4-9に示した。

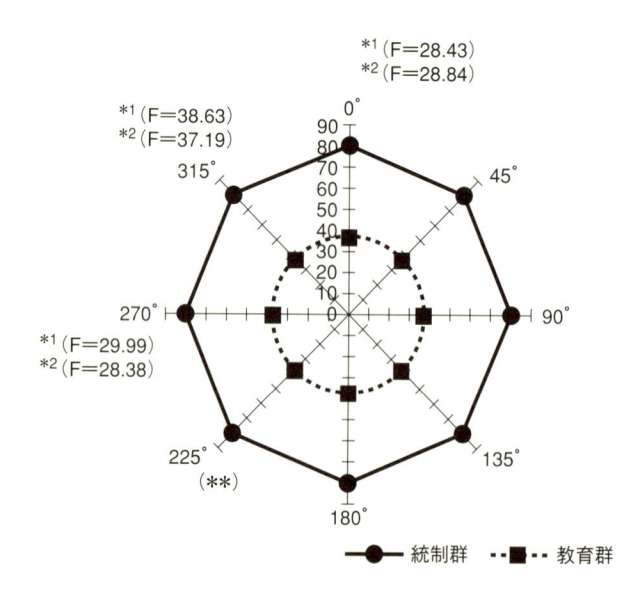

	0°	45°	90°	135°	180°	225°	270°	315°
統制群	82.32	75.64	72.48	82.11	81.38	80.79	82.87	84.82
教育群	32.36	38.11	37.43	37.28	38.11	39.97	39.38	42.36

図4-9　トレーニング後のパーソナル・スペースの結果(cm)　*1 $p<.01$　*2 $p<.01$

トレーニング後では，統制群より，教育群の方が顕著に小さい結果を見出した。これは，脅威，不安などを解消し，また，自分から主体的に，建設的に対人関係能力を生かし，そして，自己コントロールしたからである。また，お互いが自己の在り方を意識化し，明確化し，そして，行動化したからである。それゆえ，他者の立場を理解し，受容し，分かち合える豊かな対人関係が成立したのである（倉戸，1999）。フォロー・アップでは，時間経過によって，教育群の方が，顕著に小さくなる結果を見出した。たとえば，0度条件でも（図4-10），270度条件でも（図4-11），315度条件でも（図4-12）同じであった。

パーソナル・スペースの言語反応の結果　教育群に次のことが見出された。課題；「肩たたきをしよう」では，言葉を用いない初期の段階は，対人関係のネガテイブな感情，とまどい，脅威，不安が意識化された。たとえば，「してほしくて，いらいらしていた」「相手の気持ちがわからないのでとまどった」などである。また，試行錯誤したが，自己効力感が得られなかった。たとえば，「どのぐらいの強さがいいのか，どの場所が気持がいいのかわからず，こまっ

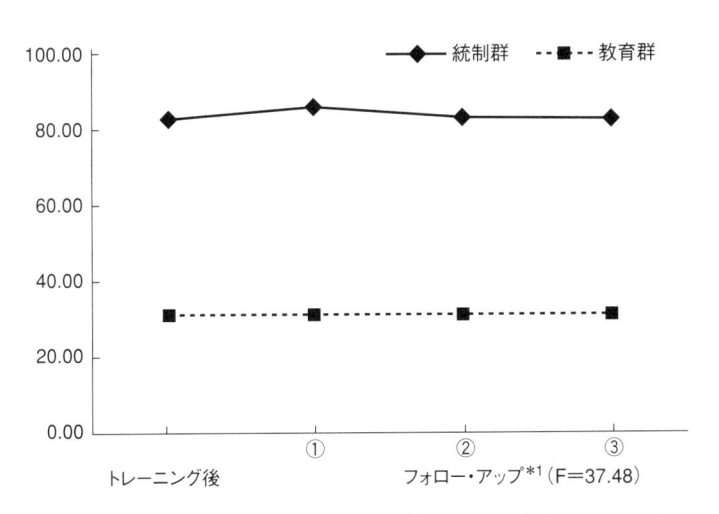

	トレーニング後	フォロー・アップ①	フォロー・アップ②	フォロー・アップ③
統制群	82.32	87.97	83.99	82.14
教育群	32.36	32.28	31.09	31.00

*1　$p<.01$

図4-10　0°条件のパーソナル・スペースの結果(cm)

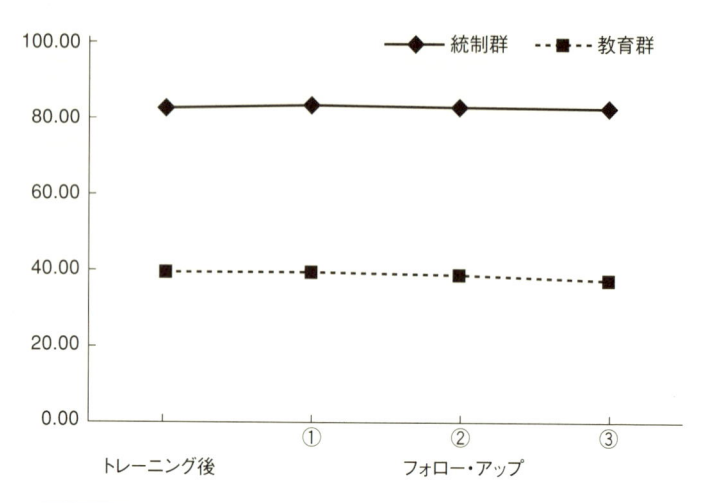

	トレーニング後	フォロー・アップ①	フォロー・アップ②	フォロー・アップ③
統制群	82.87	83.13	82.76	82.83
教育群	39.38	39.17	38.77	38.24

図4-11　270°条件のパーソナル・スペースの結果（cm）

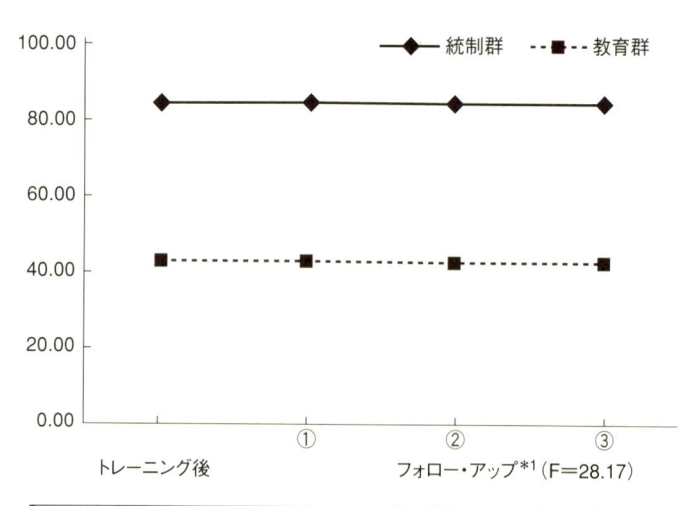

	トレーニング後	フォロー・アップ①	フォロー・アップ②	フォロー・アップ③
統制群	84.82	84.53	85.18	84.98
教育群	42.36	42.28	41.76	41.54

図4-12　315°条件のパーソナル・スペースの結果（cm）

*1　$p < .01$

た。もう，いやって感じ」「機械のようで，悲しかった」などである。これらは，コーネル（Cornell, 1992）の指摘した「自分はここ，悲しいはそこ」という意識化ができないためである。しかし，後半の段階では，共感，信頼関係が行動化された。たとえば，「ことばの大切さがわかった」「叩いてもらいたい所を叩いてもらえた。うれしかった」などである。さらに，自己効力感の高まりが明確化された。たとえば，「やった，やっと，うまくいった，自分をほめてあげたい」などである。さらに，言葉を用いていいときには，共感，信頼関係がさらに行動化された。たとえば，「言葉が使えないとき以上に気づかった」「こうしてほしい」「ああしてほしい」というのに，こたえたよ，ガンバッタよ」「気持を伝えることができるので，ふたりは，いい感じ，暖かい関係だよ」などである。また，課題；「感じて，受け止めて，シェアリング・ヒーリング」では，傍観者から，能動的な意識化が明確化された。たとえば，「きいているときくがわかった，すごいです」「風をつかめるようになった，なかなかやる，僕だって，できるんだよってかんじ」「あたたかいを，ぬくもりと感じるんだ，できたよ。おもしろかった，こんなのかんじたのはじめてさ」などである。そして，課題；「トラスト・ウォーク」では，初期の段階では，自己中心的な行動による恐怖，不安が意識化された。たとえば，「最初のうちは，1人で，信頼しないで手探りで一生懸命に歩いた，でも，何か悲しかった。怖かった」「一番怖かったのは，階段で，つまずきかけたとき，わたしがこんなに怖がっているのわかんないんだ，かってに，どんどん行って，かなしかった」などである。また，他人を意識することによる不信感が明確化された。たとえば，「恥ずかしくて，わたしって，だめなんです」「変に思われたり，笑われているのではないかと気になりました。恥ずかしさで顔が赤くなりました」などである。また，自己中心的行動の反省も，明確化された。たとえば，「1人で生きていけないのに，悲しいです」「植えこみでこけそうになりました。そのときさ，ごめん。ごめんねとわたしにあやまるの。わたしは，自己中って，わかったの」などである。それにより，信頼関係へと行動化された。たとえば，「ちょっとのことで不満を言って，文句言っていたことが恥ずかしい。信頼つぶしちゃった，でも，がんばったよ」「信頼される人になるって難しいですね。友達を大切にしよう」などである。そして，後半の段階では，相手の気持ちを理

解し，受容された。たとえば，「お願いしますと言ったら，うんと答えてくれた。うれしかった，ここちよかったよ」「自分を自分がつれていると考えたの，そしたら，いい感じ」「こうたいしたら，後悔した。こんなに，信じられていないって，辛いことが，しばらく，何もできなくなっていたら，しずかに，いこうよって，いってくれたの，うれしかった」などである。さらには，自己効力感が明確化された。たとえば，「やって良かった。閉じていても明るいところと暗い所が感じれるのがわかった，心で見るというのんは，これなんだと感じた」「だんだんと耳をたよりにして聞くことと，体全体で聴くことが，わかったよ，いいかんじだよ」などである。そして，行動化された。たとえば，「最後の方では，腕を組み合って歩くのがお互いに一番いいって，信頼できるということがわかった，信頼はそだったんだね」「みんなが行かないところまで行って，2人で冒険をしてみた。終わったとき，わたしたち2人で『やった，やった』と抱き合って，跳びはねてはしゃぎました」などである。

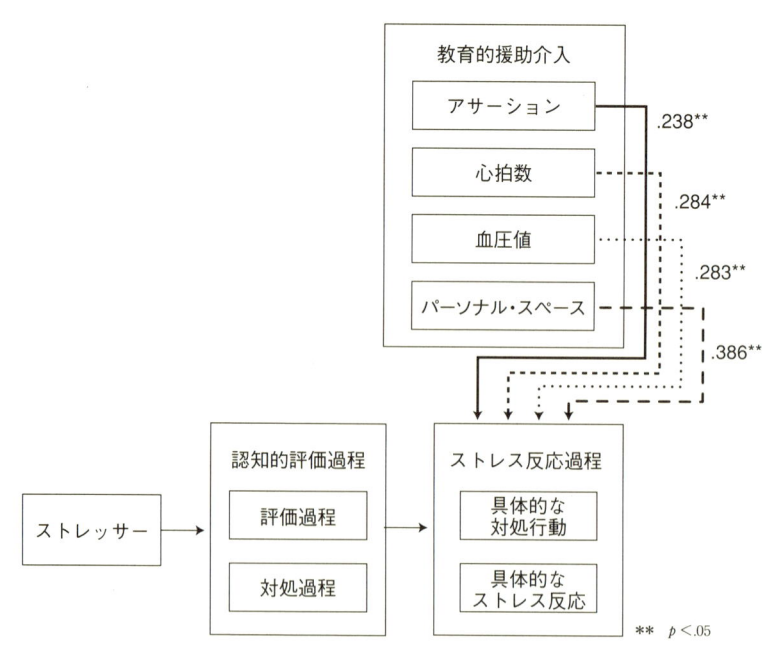

図4-13 予防的ストレス・マネジメント教育での相関関係の結果

** $p<.05$

表4-1　開発的ストレス・マネジメント教育の学習内容（評価過程）(倉戸, 2001c)

テーマ	テーマ		感覚と動きを中心にした小学校低学年の学習内容	動きと思考を中心にした小学校中学年の学習内容	思考を中心にした小学校高学年の学習内容
感受性	感じる	意識化 (Sensory awareness)	*ストレスってなんだろう？ *楽しい空間さがし *楽しめる場所を探そう *やさしいおかみ *どこでひろがるねしょうか *絵を描いてみよう	*1つになってみよう *ペアーを組んで試みてみよう *荷物になってみよう *どこからみてるの *ストレスの原因を知ろう *なにかがくれているかな	*状況と状態を知ろう *自己と他者との違い *聴覚覚醒 *ミラリング *シェアリング
柔軟性	やわらかく広く思う深く	動き (movement)	*リラクセーションI *1つの輪になってみよう *リズミカル・ムーブメント *みんなで集まろう	*お話づくり *良いストレス・悪いストレスってなに *あたりまえってなに	*リラクセーションII *「すべきだ」からの解放 *夢のファンタジー
受容性 認識力	受け止める めぐる	明確化 (stay with) 自己との気づき	*1つになってみよう *いろいろ歩いてみようI *サークリング *降りて、見合って、ふれて、通るI *できること(ライフ・イベント) *ことばをわかろう	*フォーカシングI *セルフ・ガード *らくらくライフ・スキル *世界地図を描いてみよう *ファンタジー・ゲーム	*フォーカシングII *自己と他者のセルフ・ガード *ライフ・スキル *プラス思考ってなあに
行動力	かかわり はじまる	(vebalization action) 自分にかかわる 人とかかわる ものとかかわる	*ドンネルのなかは *つぎはどうなるかな *鏡になってみようI *イライラさがし *こんなときどうなるの *わたしたちんけんしようね *いろんな気持ちで歩いてみよう	*ことばで伝えてみよう *私の4つの窓 *1人でサークル・ミラー *ロール・プレイI	*ショート・ストーリー *ロール・プレイII *ゲームをしよう *あなたとわたしの感じ方、受けとめ方
表現力 創造力 構築力	共に表し わかちあう	表出・表現	*体で描いて感じてみよう *鏡になってみようII	*アサーションの権利、選択しよう *身体の鎧を脱ぎ捨てよう *感謝の手紙を出してみよう	*どんなときにストレスになるの *話し合いによる解決(集団決定:行動) *話し合いによる決定(役割:責任・選択) *話し合いによる決定(役割文化:協力・援助行動)

表4-2　開発的ストレス・マネジメント教育の学習内容（対処過程）（倉戸, 2001c）

	テーマ	テーマ	感覚と動きを中心にした小学校低学年の学習内容	感覚と思考を中心にした小学校中学年の学習内容	動きと思考を中心にした小学校高学年の学習内容	思考を中心にした小学校高学年の学習内容
感じる	感受性	感覚化 (Sensory awareness)	*成功のイメージ *わたしたちのイメージ *悪玉ストレス *わたしのイメージ *なにがみえるかな	*一筆書をしてみよう *ペアーを組んで,試みてみよう *トラスト・サークル *生活習慣についてふりかえってみよう *日常生活に満足していますか	*聴覚覚醒 *空間探索 *ミラリング *シェアリング *ミーティング
やわらかく広く思く深く	柔軟性	動き (movement)	*リラクセーションⅢ *1つの輪になってみよう *風船になってみよう *リズミカル・ムーブメント *自分の木探し	*ピザを分けよう *スリーツ （だれがいきのこるべきか） *天国への旅 *ストレス対処法	*リラクセーションⅣ *「すべきだ」からの解放 *ファンタジー *ゆだねてみよう *ロール・プレイⅣ
受け止めるめぐる	受容性認識力	明確化 (stay with) 自己ごとの気づき	*まわりと1つになってみよう *みんなで森になってみよう *風がふいてきた *ロックンロール *トラスト・ウォークⅢ *瞬間接着剤 *バック・リフト *みんなで降りて見合ってふれて通る	*セルフ・ガードであそぼう *ライフ・スキル *微笑を交換しましょう *ロール・プレイⅢ *ストレスの流れ *ファンタジー・ゲーム *バック・トーク	*セルフ・ガードとなかよし *ライフ・スキル *相互のコミュニケーション *私の4つの窓 *ボイス・リリース *降りて見合ってふれて通る *自己肯定感イベントリー *NASA Ⅰ
かかわりはじまる	行動力	行動化 (vebalization action) 自分にかかわる人とかかわるものとかかわる	*オブジェ作り *トンネルをくぐろ *つきはどうなるかな *ローリング *楽しく輪になってみよう *みんなで橋づくり	*体どことばで伝えてみよう *私の4つの窓 *みんなでサークル・ミラー *ロール・プレイ *海で遭難したときどうしますか *ポエムを作ってみよう	*ショート・ストーリー *ロール・プレイⅤ *ゲームをしよう *月面で遭難したときどうしますか? *自分がしらんだとき,おちこんだとき *リラックスゲーム
共に表しわかち合う	表現力創造力構築力	表出・表現	*やまびこ *サウンド・マップづくり *震源地はどこだ	*あなたになってくれた人にメッセージのために *身体の鎧を脱ぎ捨てよう *明日への手紙を出してみよう	*どんなときにストレスになるの 話し合いによる解決（集団決定・行動） 話し合いによる決定（役割の選択） 話し合いによる決定（役割文化・協力・援助行動）

表4-3　開発的ストレス・マネジメント教育の学習内容（具体的な対処行動，ストレス行動）(倉戸, 2001c)

テーマ	テーマ		感覚と動きを中心にした小学校低学年の学習内容	動きと思考を中心にした小学校中学年の学習内容	思考を中心にした小学校高学年の学習内容
感受性 感じる	意識化	(Sensory awareness)	＊成功のイメージ ＊聴覚からのリラクセーション ＊空間探索(空間感覚/空間認知/パーソナルスペース) ＊からだどどころ	＊触覚からのリラクセーション ＊トラスト・サークル ＊どうしますか ＊わたしとあなたは	＊聴覚覚醒 ＊空間探索 ＊ミラーリング ＊シェアリング ＊なげきと悲しみ
柔軟性 やわらかく 広く思う 深く	動き	(movement)	＊リラクセーションV ＊肩たたきをしよう ＊あなたの場所さがし ＊らくちんさがし	＊ストレッサーをなくす、弱める ＊心と体のつながり ＊ストレッサーとなかよし	＊リラクセーションVI ＊「すべきだ」からの解放 ＊ストレスと上手に
受容性 認識力 受け止める めぐる	明確化	(stay with) 自己との気づき	＊1つになってみよう ＊協力ゲーム ＊サーリング ＊ロックンロール ＊トラスト・ウォーク ＊瞬間接着剤 ＊バッグ・リフト ＊降りて、見合って、ふれて、通る ＊石、植物、動物になってみよう ＊オブジェづくり	＊フォーカシング III ＊ファンタジー・ゲーム ＊情動コントロール ＊コーピング・ネットワーク ＊コミュニケーション I ＊表情伝達 ＊一方通行・相互通行コミュニケーション	＊フォーカシング V ＊セルフ・ガード ＊ライフ・スキル ＊相互のコミュニケーション II ＊感じて受け止めて 　シェアリング・ヒーリング ＊アサーティブにトライ ＊降りて、見合って、ふれて、通る III ＊自己肯定度イベントリー ＊NASA II
行動力 かかわり はじまる 自分にかかわる 人とかかわる ものとかかわる	行動力	(vebalization action)	＊ファンタジー ＊呼吸法 ＊ゼリーのおなか ＊輪ゴムでハネチーン ＊風船をつかって ＊体ほぐし ＊だれかたすけて	＊ロール・プレイVII ＊イメージ・リラクセーション法 ＊友達さがし ＊ストレスと上手につきあおう ＊具体的な手がかりによるリラクセーション法 ＊手がかりイメージ・リラクセーション法	＊系統的脱感法 ＊自律訓練法
表現力 創造力 構築力 共に表し わかち合う	表出・表現		＊絵を手がかりにイメージ・リラクセーション法 ＊体で描いてもらうくつでつなぐ ＊楽しいイメージ法 ＊緊張緩和呼吸法 ＊表現図版を手がかりにイメージ・リラクセーション法	＊アサーション ＊身体の鏡を脱ぎ捨てよう ＊ぼくにだけに手紙を出してみよう ＊表現図版を手がかり表現・リラクセーション法	＊どんな時にストレスになるの ＊話し合いによる解決（集団決定・行動） ＊話し合いによる決定（役割責任・選択） ＊話し合いによる決定（役割交代・協力・援助行動）

まとめとして，それぞれの相関関係を示したのが，図4-13である。その結果，予防的ストレス・マネジメント教育では，アサーションとリラクセーション法などの教育的援助介入が有効であることが見出された。

　これらの実践研究の課題内容は，表4-1から表4-3に示すように構成されている。ステップの下位過程軸は，感じ，動き，思考であり，課題内容軸は，感受性，柔軟性，受容性，認識力，行動力，表現力，創造力，構築力という総合的行動への流れの中で配置されている。今後，より有効な教育的援助介入を考えるには，次のことを明らかにする必要がある。1つは，開発的ストレス・マネジメント教育と予防的ストレス・マネジメント教育との，それぞれの長所と問題点を明らかにすることである。もう1つは，教育的援助介入の効果，随伴的な効果と相互互換的効果とを明らかにすることである。

〈引用文献〉

Aldwin, C.M.　1994　*Stress, Coping, and Development: An integrative perspective*. New York: Guilford Press.

Antonovsky, A.　1987　*Unraveling the Mystery of Health: How people Manage Stress and Stay Well*. Jossy-Bass, San Francisco.

Averill, J.R.　1973　Personal control over oversize stimuli and its relationship stress. *Psychological Bulletin*, **1**, pp.409-421.

Ballinger, D.A., & Heine, P. L.　1991　Relaxation training for children: A script. *Journal of Physical Education*, Recreation and Dance, **2**, pp.67-68.

Bandura, A.　1986　The explanatory and predictive scope of self-efficacy theory. *Journal of Social and Clinical Psychology*, **4**, pp.359-373.

Bradford, L.P., Gibb, J.R., & Benne, K.D.　1964　Two Educational Innovations. In L.P. Bradford, J.R., & K.D. Benne(Eds.), *T-group theory and laboratory method*. John Wiley & Sons. pp.1-14.

Charles, V.W.B.　1974　*Sensory awarenss*. Ross-Erikson, Inc., Santa Barbara.

Cohen, S., Kamarck. T., & Mermelestein, R.　1983　A global measure of perceived stress. *Journal of Health and Social Behavior*, **24**, pp.395-396.

Cornell, J.B.　金坂留美訳　1992　ネイチャーゲーム―自然の声を聞く―　柏書房

Cornell, J.B., & Deranja, M.　1994　*Journey to the heart nature*. Orion literary.

Dunn, H.　1961　High-level *Wellness*: a collect of twenty-nine short talks on different aspects of theme "High-level wellness for man and society." Arlington, VA: R.W. Beatty.

Edwads, V.D., & Hofmeier, J.　1991　A stress management program for elementary and special-population children. *Journal of Physical Education, Recreation and Dance*, **2**, pp.58-64.

Erikson, E.H.　1959　Identity and the Life cycle:Selected Papers. *Psychological Issues.(Monograph.)*, Ⅰ(1), New York: International Universities Press.

Folkman, S., Lazarus, R.S., Dunkel-Schetter, C., DeLonbis, A., & Gruen, J.　1986　Dynamics of a stressful encounter: Cognitive appraisal, coping and encounter outcomes. *Journal of Personality and Social Psychology*, **50**, pp.992-1003.

Folkman, S., Lazarus, R.S., Gruen, j., & Delongis, A.A.　1986　Appraisal, coping, health status, and psychological symptoms. *Journal of Personality and Social Psychology*, **50**, pp.571-579.

Forman, S.G., & O'Malley, P.L.　1984　School stress and anxiety interventipns. *School Psychology Peview*, **13**, pp.162-170.

Greenberg, J.S. & Pargman, D.　1989　*Physical fitness*: a wellness approach. Englewood Cliffs, N.J.: Prentice-Hall.

平木豊子・裵岩秀章　1998　カウンセリングの実習　北樹出版

伊東 博　1983　ニューカウンセリング　誠信書房

神村栄一　1994　ストレス対処の個人差に関する臨床心理学的研究　学位(博士)　筑波大学

神田信彦　1993　こども用一般主観的統制感尺度の作成と妥当性の検討　教育心理学研究, **41**, pp.275-283.

神田信彦・大木桃代　1998　中学生のストレス対処―統制感と感情的反応の機能―　健康心理学研究, **11**(1), pp.39-47.

Kodama, M., Mira, M., Hirata, A., & Kobayasi, Y.　1962　The comparison of the process and deffects of various kinds relaxation techiques. In Mocyoaki, H., Isumi, J., & Wilpert, B.(Eds), *Social Educational and Clinical Psychology*. Lawrence Erlbaum Associates Publishers, pp.350-353.

倉戸ツギオ　1993　健康からウエルネスへ　信愛　信愛学園　p.265.

倉戸ツギオ　1993　今を，ウエルネスに　荒木紀幸編　生きることへの心理学　ナカニシヤ出版, pp.144-147.

倉戸ツギオ　1994　他者接近時におけるタイプAのパーソナル・スペース　医学と生物学, **128**(1), pp.53-56.

倉戸ツギオ　1995　能動的な他者接近時におけるタイプAの反応　医学と生物学, **130**(1), pp.9-11.

倉戸ツギオ　1997　育て，はぐくむ，かかわる　生涯発達心理学の視点から発達行動を探る　北大路書房

倉戸ツギオ　1998　キリスト教教育の課題を求めて―パーソナル・スペース(対人距離空間)の手法を用いて人間らしさを探る―　中部女子短期大学紀要, **28**.

Kurato, T.　1998　*A study on the Tasks of Christian Educayion -A Quest for Humanness through the personal Space Approach,* Unpublished doctoral dissertation, St. Charles University.

倉戸ツギオ　1999　パーソナルスペースから社会化を探る　児童教育学研究(神戸親和女子大学児童教育学科), **18**, pp.27-50.

倉戸ツギオ　1999　ストレス・マネジメント教育の研究―評価過程と対処過程測定の検討―　児童教育学, **19**.

倉戸ツギオ　2000　子どもの柔軟性を育てるためには,―不適応行動や問題行動を解決するために―　神戸親和女子大学公開ミニ講義資料

倉戸ツギオ　2000　パーソナルスペースからみる社会性の発達　塩見邦雄編著　社会性の心理学, pp.63-86.

倉戸ツギオ　2000　ストレス・マネジメント教育の手がかりを求めて―評価過程と対処過程の尺度研究―　保育研究, **28**, pp.1-14.

倉戸ツギオ　2001a　臨床人間関係論　ナカニシヤ出版

倉戸ツギオ　2001b　臨床教育心理学総論　ナカニシヤ出版

倉戸ツギオ　2001c　体験学習と感性教育　荒木紀幸編著　総合的学習で育てる知識・能力・態度――教育心理学における解明――　明治図書, pp.73-98.

倉戸ツギオ・福田美紀　2001　小学生を対象にしたウエルネス・トレーニング効果について　教育専攻科紀要, **6**, pp.21-28.

倉戸ツギオ・平岡清志　2002　開発的, 予防的ストレス・マネジメントの教育効果の差を探る　神戸親和女子大学「児童教育学研究」, **21**, pp.1-11.

倉戸ツギオ・福田美紀・小谷雅子・竹田レイ子・久保山　蘭　2003　小学生のウエルネス(総合的健康)を守るストレス・マネジメント教育効果―開発的ストレス・マネジメント教育と予防的ストレス・マネジメント教育からのアプローチ―　神戸親和女子大学大学院　教育専攻科紀要**9**, pp.1-18.

Lazarus, R.S., & Folkman, S.　1984　*Stress, appraisal, and coping.* New York: Springer.

Lorion, R.P., Cowen, E.L., & Caldwell, R.A.　1975　Normative and parametric analyses of school maladjustment. *American Journal of Community Psychology*, **3**, pp.291-301.

水口　治・加藤　啓・神田信彦　1990　非行少年のlocus of controlに関する研究――般少年との主観的統制感の差について―　日本社会心理学第31会大会発表論文集, pp.64-65

Miller, S.M.　1979　Controllability and human stress: Method, evidence and theory. *Behavior Research and Theory,* **17**, pp.287-304.

Miller, S.M.　1980　Why having control reduces stress: If I can stop the roller coaster, I don't want to get off. In M. Seligman and J. Garber(Eds), *Human Helplessness: Theory and Applications.* New York: Academic Press.

長根光男　1991　学校生活における児童の心理的ストレスの分析：小学校4, 5, 6年生を対象にして　教育心理学研究, **39**, pp.182-185.

丹羽洋子・山際勇一郎　1991　児童・生徒における学校ストレスの査定　筑波大学心理学研究, **13**, pp.209-235.

野崎康明　1994　ウエルネスの理論と実践　丸善メイツ

岡安孝弘　1994　学校ストレスと学校不適応　坂野雄二・宮川充司・大野木祐明(編)　生徒指導と学校カウンセリング　ナカニシヤ出版, pp.76-88.

岡安孝弘・嶋田洋徳・坂野雄二　1993　中学生におけるソーシャル・サポートの学校

ストレス軽減効果 教育心理学研究, **43**, pp.302-332.
ペーター・ニックル(作) ユゼフ・ウィルコン(絵) 佐々木元(訳) 1983 やさしいおおかみ フレーベル館
尾関友佳子・原口雅浩・津田 彰 1991 大学生の生活ストレッサー，コーピング，パーソナリティとストレス反応 健康心理学研究, **4**, pp.1-9.
Phillips, B. 1978 *School stress and anxiety*. New York: Human Sciences Press.
Rock, K.S. 1984 he negative side of social interacyion:Impact on psychological well-being. *Journal of Personality and Social Psychology*, **46**, pp.1097-1108.
Rogers, C.R. 1986 The Rust Workshop: A personal overview. *Journal of Humanistic Psychology*, **26**(3), pp.23-45.
Rotter, J.B. 1966 Generalized expectancies for internal versus external control of reinforcement. *Psychological Monographs*, **80**, No.609.
Rotter, J.B. 1975 Some problems and misconceptions related to the construct of internal versus external reinforcement. *Journal of Consulting and Clinical Psychology*, **43**, pp.56-67.
坂野雄二 1999 ストレスの基礎研究の現状―心理学・行動科学― 河野友信・石川俊男編集 ストレス研究の基礎と臨床, pp.68-77.
Sarson, L.G., Levine, H.M., Basham, R.B., & Sarason, B.R. 1983 Assesing social support: The Social support questionnaire. *Journal of Personality and Social Psychology*, **44**, pp.127-139.
Setterlind, S., & Lnestahl, L.E. 1977 *Auslappning i salan. Mellanstadiest.* Syntematisk avsalappningstraining. Avdelningen for idrttsorskning, GIH, Hogskolan i Orebro.
嶋 信宏 1992 大学生におけるソーシャルサポートの日常生活ストレスに対する効果 社会心理学研究, **7**, pp.45-53.
嶋田洋徳 1993 児童の心理的ストレスとそのコーピング過程；知覚されたソーシャルサポートとストレス反応の関連 ヒューマンサイエンスリサーチ, **2**, pp.27-44.
嶋田洋徳 1998 小中学生の心理的ストレスと学校不適応に関する研究 風間書房
嶋田洋徳・坂野雄二・上里一朗 1995 学校ストレスモデル構築の試み ヒューマンサイエンスリサーチ, **4**, pp.53-68.
嶋田洋徳・三浦正江・坂野雄二・上里一郎 1996 小学性の学校ストレッサーに対する認知的評価がコーピングとストレス反応に及ぼす影響 カウンセリング研究, **29**(2).
Sommer, R. 1969 *Personal space: The behavioral basis of design.* Englewood Cliffs,. V.J.Prentice-Hall.
Steptoe, A., & Appels, A. 1989 *Stress,Personal Control and Health*. John and Wiley.
鈴木伸一・坂野雄二 1998 認知的評価尺度(CARS)作成の試み ヒューマンサイエンスリサーチ, vol.7.
竹中光一 1997 子どものためのストレス・マネジメント教育 北大路書房
Taylor, J. 1963 A behavioral interpretation of obsessive-compulsive neurosis. *Behav. Res. & Ther.*, **1**, pp.237-244.

Travis, R.S., & Ryan, J.W. 1981 *The wellness work.*(日本ウエルネス協会監訳 1988 ウエルネスワークブック 日本ウエルネス協会)
Tilden, V.P., & Gaiyen, R.D. 1987 Cost and conflict: The desk side of social support. *Weatern Journal of Nursing Research,* **9**, pp.9-18.
内山昌久 1998 ストレスマネジメント:その概念とOrientation ヒューマンサイエンス, **1**, pp.82-88.
Vinokur, A.D., & Ryn, M.V. 1993 Social support and undermining in close relationship: Their independent effects on the mental health of unemployed persons. *Journal of Personality and Social Psychology,* **65**, pp.350-359.
Wolpe, J., & Lazarus, A.A. 1966 *Behavior Therapy Techniques: A Guide to the Treatment of Neuroses.* Oxford, Pergamon Press.
吉田圭吾 1995 人間関係の心理臨床 澤田端也編 人間関係の障害発達 培風館
Zaichkowsky, L.B., & Zaichkowsky, L.D. 1984 *The effect of a school-based relaxation training program on fourth grade children.*
Zeidener, M. 1994 Personal and contextual determinats of coping and anxiety in evaluative situation: A prospective study. *Personality and Indevidual Differences,* **16**, pp.899-918.

<参考文献>
※ストレス・マネジメント教育プログラムは以下の文献を参考にした。

Cornell, Joseph Bharat 1992 Listening to nature : how to deepen your awareness of nature 金坂留美子訳 ネイチャーゲーム3―自然の声を聞く― 写真:Hendrickson John, 解説:吉田正人, 柏書房
Kendall, Phillip C., Howard, B.L., Kane, M.T., & Siqueland, L. 2000 *Cognitive-Behavioral therapy for Anxious Children* 1989, 市井雅哉(監訳) 子どものストレス対処法―不安の強い子の治療マニュアル― 岩崎学術出版社
柳原 光 1976-1984 "Creative O. D."―人間のための組織開発シリーズ― Vol.Ⅰ, Ⅱ, Ⅲ, Ⅳ 行動科学実践研究会・㈱プレスタイム

第5章 ウエルライフから問題行動の解決を探る

荒木紀幸

1. ウエルライフとは

　学校を本来の安全で，刺激的で，楽しく学べる教育環境に取り戻したい。「心の教育」が叫ばれ，「生きる力」の育成を目指して，学習指導要領が改訂された。小学校から大学に至るまでいよいよ教育改革が断行される。しかし，新世紀に突入したにもかかわらず，先行き不安な状況は変わらず，不登校の現象は依然として広く社会に定着し，校内暴力，非行，いじめ，キレる，無気力，引きこもりなどとともに大きな社会問題となっている。しかも，病理行動を示さないまでも，一般の子どもたちにもこれらの問題が顕在しているといわれている。

　子どもたちは1日の大半を学校で過ごし，しかも発達における最も重要な時期の12年もの間，ほとんどの子どもたちは学校社会に属している。家庭においても，子どもたちの学校での評価が大きな関心事であり，成績や学歴が親子関係を歪めることも少なくない。

　学校には子どもたちの発達を援助する役割がある。子どもたちは「伸びる」ために学校に通っているのに，その学校で希望や夢を見失っているという現実は，逆転現象である。伸びることよりも勝つことに学習のねらいがある限り，子どもたちには不安やストレスがつきまとい，学校生活において挫折や孤独，疎外感を受ける危機にさらされている。適度な不安やストレスは子どもの発達を促進するが，それらが過度になると学習は抑制，阻害され，やがては学力低

下や学習や人間への無関心につながる。不安やストレスを克服する力が身につけば，不安やストレスが次のステップのバネにもなる。しかし，それらが独走すると，さまざまな問題行動を引き起こすことになる。

学校教育が青少年を教化し，社会化する役割を担っている以上，つまり「人格の形成」と「集団への参加」という学校教育の目的から考えると，「不安」や「ストレス」を有害なものとして否定できない。それらは人間が生きていく上で避けて通れない本質的な現象である。個性化としての成長と社会化としての成長が相いれずに不安やストレスとして働き，問題行動の原因となったり，互いの成長を促したりする。このように，不安やストレスをすべて取り除くことは不可能なことであり，望ましいこととは言い切れないのである。

安藤（1985）が，「学校生活におけるストレスを適度に抑えることができれば，そこで生活をする児童生徒並びに教職員は，ストレスへの対処のために心身のエネルギーを浪費する必要もなく，それだけモラールや教育的成果を向上させることができるであろう」と述べている。このように，少なくとも子どもたちにとって有害なストレスや不安を軽減し，学校社会の環境を学習や自己形成が行われやすい環境にすることが大切である。と同時に，不安やストレッサーを軽減できる社会的技能や対処方法を身につけさせ，子どもたちの耐性を養うことも重要である。そのためには，学校における不安やストレスについて客観的に査定することが，児童生徒の健康や学業などの向上にとって，不可欠な重要課題である。

ここで紹介する小・中・高校生の学校生活充実検査（ウエルライフ）は，他人と協力したり，衝突したり，競争し合いながら，居場所を求め，自分探しをし，自己の将来に思いをはせ，悩みながらも，自己を確立し，充実した学校生活を送っているかどうかを，彼らが抱えている不安の種類と程度（学校内不安—Intra-school Anxiety）から，あるいは自己を価値ある存在ととらえる自尊感情（セルフ・エスティーム self-esteem）の程度から明らかにし，適切な指導と助言，援助のための手がかりを与えようとするために作られた。つまり，いじめや不登校といった問題の早期発見，また学校生活の充実度を示す各人の自尊感情についての情報，さらには充実した学校生活を阻害している不安要因の洗い出しである。また不安を低減するための方略としてのコーピング（Coping）

や社会的スキル (Social skill) についても扱っている。したがってウエルライフは，学校内不安尺度，自尊感情尺度，コーピング尺度，社会的スキル尺度などで構成されている。なお高校生版には学習習慣検査を含めた。

2. 小学生活ウエルライフ (充実) 検査

ここで扱う不安やストレスを総称し，「学校内不安」と呼ぶが，それは，「評価指向性，斉一規定性など学校という社会 (場面) が持っている特質によって，そこで生活する児童・生徒に引き起こされる特有の不安」と定義される (井上, 1989；荒木・井上, 1991)。

小学生のための学校内不安尺度はTASC (児童用テスト不安尺度；Sarason, S.B. et al., 1958, 1960；Kaneda, 1971—の日本版である荒木ら, 1979；荒木, 1985a, b) の研究成果やCSQ (児童用学校質問紙；Phillips, 1978) に基づいて作成されたが，テスト不安だけでは網羅できない学校生活の多様な状況における不安の調査を小学生に行い，学校生活全体の不安を測定できるようになっている。

これまでの児童用テスト不安に関する一連の研究を総括すると次の諸点が明らかにされている (中学生のテスト不安研究を総括した荒木 [1986] やAraki, N. [1992] でもおおむね確認されている)。

①テスト不安はサラソン (Sarason, I.G., 1980) らの指摘にあるように，学業成績，記憶や学習，知能検査の成績に妨害の効果を及ぼしている。たとえば，学業成績とテスト不安との相関は表5-1に示すように-.25～-.42の範囲にあった (荒木, 1985b)。

②高テスト不安児の特徴 (低不安児と比べ) として，情緒不安定 (YG性格検査による)，場依存的 (ロッドフレーム・テストによる)，自我関与教示を与

表5-1 教科別にみた学業成績とテスト不安の相関 (小学生)

教科	国語	算数	理科	社会	4教科総合
1976[*1]	-.25	-.32	-.34	-.29	-.42
1978[*2]	-.27	-.30	-.29	-.27	-.35

*1；5年生男女454名。*2；3～6年生男女521名。いずれも$p<.01$

えられたストレス条件下で，強く認知的干渉を受け，心拍の増加をみた（荒木，1983；森下，1983；石田，1987）。

③ストレス教示下では言語連想できない無連想が増えるとともに，通常に比べて特異反応の増加，平凡連想反応（たとえば，小さいに対する子ども）の減少が認められた（荒木，1984）。

④性差が認められ，テスト不安は女子の方が男子よりも高い（荒木，1985a, b）。

(1) 学校内不安検査の信頼性と妥当性

荒木・井上（1991）は5つの不安場面（54項目）——授業（19）・テスト（10）・休憩（12）・行事（9）・その他（4）——とライ（虚偽）尺度（4），具体的な不安教科に関する質問（2）からなる計60項目の小学生における学校内不安尺度（2件法）を開発し，標準化のために，項目分析，尺度の信頼性と妥当性について検討している。被験児は5県8校の2463名（2～6年生）である。学校内不安得点の平均は男子（1274名）で18.8（SD=11.3），女子（1189名）で24.1（SD=11.1）であった。2年生を除いて得点はほぼ正規分布に近い形を示した。また，信頼性検討の1つである再検査法によると，5・6年生139人による4ヵ月を隔てた相関は0.68と高い。折半法による信頼性係数はどの学年も0.9以上である。学校内不安は3因子構造を示し（①自信欠乏と失敗恐怖に伴う不安，②集団不適応感に伴う不安，③学業成績に関する不安因子），尺度の妥当性が確認された。YG性格検査との関連をみたが，学校内不安得点は「劣等感」「神経質」などの「情緒不安定」（$r=0.582$）や「内向性」（-0.397）と関係が深い。学業成績と不安の間には負の相関を得ている。これらの結果は学習指導，生徒指導への利用価値が高いことを示唆している。

(2) 小学生活ウエルライフ検査の開発

山下（2000）と荒木（2001, a, b）は子どもたちが充実した学校生活を送っているかどうか，その実態と問題点を，彼らが抱えている不安の種類と程度から明らかにするとともに，自己を価値ある存在とみなす自尊感情，生き方からも問題をとらえ，適切な指導と助言，援助の手がかりを先生方に提供するために小学生活ウエルライフ検査を開発した。

附表1　中学生用学校内不安検査と小学生，高校生用検査の共通質問と独自質問

教示（中学生）

> この調査は中学生のみなさんが学校生活をどのように感じておられるか，おたずねするものです。この調査は学校で先生がなさるようなテストと違います。というのは，正しい答えやまちがった答があるわけではないからです。あなたがた自身が考えたまま，感じたままを答えてください。答え方は，質問を1つずつ読んで，それぞれの質問について，自分の考えに一番よく当てはまるところの数字（0～3）をえらんでください。

質問内容
　　　　　（テスト不安）　　　　◎小学生学校内不安項目と共通
(1)　◎テストを受ける時，自分が悪い点数をとってしまうのではないかと心配になりますか。
(15)　◎テストを受けていて，分からない問題に出会ったとき，あせって他の問題まで分からなくなってしまうことがありますか。
(27)　　テストを受ける前，とても心配になることがありますか。
(37)　◎テストを返してもらうとき，思ったより悪い点数なのではないかと心配になりますか。
(49)　◎テストのとき，書いている手がふるえることがありますか。
　　　＊テストを受けていて，いつもよくできないというかんじがします。
　　　＊返してもらったテストの点がわるいとき，家の人にしかられはしないかと心配になります。
　　　＊テスト中時間が残り少なくなると，かんがえがまとまらなくなることがあります。
　　　　　（学業成績に関する不安）
(2)　◎通信簿をもらう前の日の夜，成績のことが気になって眠れないことがありますか。
(28)　◎自分の成績のことを考えると，大人になってからのことが心配になりますか。
(38)　◎父や母のことを思うと，成績のことが気になりますか。
(44)　　勉強の仕方がわからなくて心配になることがありますか。
(47)　　友達と自分の成績をくらべると，自分はダメだなと思うことがありますか。
　　　＊一番になれなかったとき，みじめな気持ちになります。
　　　　　（進学・進路に関する不安）
(3)　　卒業後の進路の事を考えると，心配になりますか。
(23)　　このまま大人になっていくことが，心配になりますか。
(48)　　希望していない学校を受験するように言われないか心配になりますか。
(52)　　目指す学校に合格できないのではないか，心配になりますか。
　　　　　（授業場面での不安）
(4)　◎授業中，みんなの前に出て何かをするとき，失敗しそうな気がしますか。
(13)　◎（図工の勉強のとき）美術の授業のとき，自分の作品がみんなに笑われるのではないかと心配になることがありますか。
(18)　　数学の授業をうけていて，クラスの他の人たちのほうが，自分よりもよくわかっているような感じがしますか。
(26)　◎授業中，答えが分からないのに当てられるのではないかと心配になりますか。
(31)　◎音楽の時間，みんなの前で歌わされないか心配になることがありますか。
(40)　　英語の時間，先生があなたに，「立ってクラスのみんなの前で，大きな声で本を読んでみなさい」と言われると，あなたは，自分が何かとんでもない失敗をするのではないかと心配になりますか。
(50)　　英語の授業をうけていて，クラスの他の人たちのほうが，自分よりもよくわかっているような感じがしますか。

(53) 技術・家庭のとき、器具をうまく使えるか心配になることがありますか。
(60) 先生が、「これから、皆さんのうちの何人かの人に、数学の問題を解いてもらいます」と言われるとき、あなたは、先生が自分ではなく、だれか他の人にあてますようにと思いますか。
＊授業中、勉強がわからなくなるのではないかと心配になります。
＊発表するとき、まちがえてみんなに笑われるのでないかと心配になります。
＊授業中、先生と目があうと、思わず下をむいてしまいます。
＊先生のしつもんに、じぶんだけが答えられないんじゃないかと心配になります。
＊発表していると、しぜんに声が小さくなってしまいます。
＊先生にあてられたとき、今までわかっていた答えが急にわからなくなることがあります。
＊答えがわかっていても、まちがえていないか心配で、手があがらないことがあります。
＊体育の勉強のとき、みんなの前で失敗するのではないかと心配になります。
＊発表するとき、じぶんの声がふるえることがあります。

（休み時間での不安）
(5) 休み時間や放課後に、イジワルをされないかと心配になります。
(16) ◎学校で（遊んでいるとき、友だちから）仲間はずれにされ（はし）ないかと心配になりますか。
(24) 先生から職員室に来るように呼び出されたら、何を言われるか心配になります。
(33) ろうかですれ違ったりするとき、上級生や同級生から何か言われないか心配になります。
＊学校で遊んでいて何か事件があったとき、自分がうたがわれないかと心配になります。
＊学校で遊んでいるとき、自分が友だちからきらわれているのではないかと気になります。
＊休みじかんに先生によばれたとき、何をいわれるか心配になります。
＊学校で遊んでいるとき、人にめいわくをかけてしまわないかと心配になります。
＊勉強いがいで、先生に無視されているような気がして、みじめになることがあります。
＊学校で遊んでいて、けがをするのではないかと心配になることがあります。

（部活動・委員会活動の場面での不安）
(6) 委員会や係の仕事をうまくできるかどうか気になりますか。
(30) 部活動でいくら練習しても、自分はレギュラー（または代表）になれないのではないかと心配になりますか。
(41) 部活動をしていて、勉強ができなくなるのではないかと心配になりますか。
(55) 部活動に行きたくないと思うことがありますか。

（教師との関係に対する不安）
(7) ◎自分だけがほめてもらえないような気がして、みじめになることがありますか。
(19) ◎先生から、みんなの前で注意されないかと心配になりますか。
(32) ◎いつも、先生にしかられるのではないかと心配になりますか。
(42) ◎先生が自分のことをどう思っているか気になりますか。
(56) 先生に無視されているような気がしてみじめになることがありますか。
＊先生にようじをたのまれたとき、きちんとできるか心配になります。

（児童・生徒間の関係に対する不安）
(8) ◎クラス替えや席替えをするとき、だれとなるか気になりますか。
(14) ◎自分の意見を言うとき、みんなに反対されないかと心配になりますか。
(20) ◎友だちが自分のことをどう思っているか、気になりますか。
(34) ◎自分の顔や体のことが気になりますか。
(54) ◎知らない人に話しかけるとき、ドキドキしますか。

(57) ◎たくさんの人の前にでると、自分の顔が赤くなるような気がしますか。
＊友だちとくらべると、じぶんはだめだなと思うことがあります。
＊自分が何かわるいことをしてしまうのでないかと心配になります。
＊知らない人から話しかけられたら、ドキドキします。

　　　　　　（ライ，虚構項目）
(12) ◎今までにうそをついたことはありませんか。
(25) ◎今までに約束をやぶったことはありませんか。
(36) ◎人に腹を立てたことがありませんか。
(46)   今までに人を嫌ったことはありませんか。
＊目上の人にいわれたことは、どんなことでもその通りにします。

　　　　　　（コーピング－対処行動）不安やストレスに能動的に対処し、それを克服しようとして努力しているか
(9) 　腹が立つときには、相手にしっかりと抗議をするようにしていますか。
(11) 　テストが近づいても、他のことに気を取られず、能率よく勉強できますか。
(21) 　友だちに何か言われても、黙っていないで、自分の気持ちを相手に言うようにしていますか。
(29) 　テストのために、早めに準備に取りかかるようにしていますか。
(35) 　イライラしたときには、他のことをして気分転換ができますか。
(43) 　困ったことは、他の人に相談するようにしていますか。
(58) 　しかられても、そのことでいつまでも悩まないようにしていますか。
(70) 　失敗したときは、くよくよしないで次に頑張ろうと思いますか。

　　　　　　（社会的スキル）対人関係を円滑にするためにどのようなことができますか
(10) 　他の人の手助けをしようと思い、実行することができますか。
(17) 　まわりの人たちとの間でトラブルが起きても、それをじょうずに解決できますか。
(22) 　こわさやおそろしさを感じたときに、それをうまく乗り越えることができますか。
(39) 　気まずいことがあった相手と、じょうずに仲直りできますか。
(45) 　相手から非難されたとき、それをうまく片付けることができますか。
(59) 　仕事をするときに、方法をどうすればよいか考えて、計画を立てるようにしていますか。

　　　　　　（行事に対する不安）
＊音楽会やげきのとき、うまくできないのではないかと心配になります。
＊キャンプで、夜みんなとねるとき、失敗しないか心配になります。
＊しあいやゲームの時、自分のせいで負けるんじゃないかと心配になります。
＊のりものにのって遠足にいくとき、よって気分がわるくならないか心配です。
＊委員の係にえらばれたとき、うまくやれるか心配になります。
＊音楽会やげきなどで自分の出番をまっていると、トイレに行きたくなります。

　　＊　（その他の不安）
＊いつも、何かわすれものをしているのではないかと心配になります。
＊学校にいるとき、家の人や家のことが心配になります。
＊失敗すると、長いあいだそのことが気になります。

中学生（4件法の回答）
　ほとんどない－0，ときどきある－1，しばしばある－2，ほとんどいつもある－3
小学生（2件法の回答）
　はい、いいえ
　◎；（小学生学校内不安検査の質問と共通）　＊；（小学生学校内不安検査独自の質問項目）

附表2　小学生版自尊感情検査（中学生版検査は△マークの質問）

教示

　これから，みなさんにいくつかの質問をします。この質問は学校で先生がなさるような質問とはちがいます。というのは正しい答えやまちがった答えがあるわけではないからです。質問を1つずつよく聞いて（読んで）「はい」か「いいえ」かどちららを○でかこんでください。どの質問もあなたがた自身がどう思うか，またどうかんじるかということですので，正しい答えやまちがった答えはありません。人はそれぞれ考え方や感じ方がちがいますね。あなたのとなりにすわっている人は「はい」に○をつけるかもしれませんし，あなた自身は「いいえ」に○をつけるかもしれません。たとえば，私がみなさんに，"ボール遊びはすきですか"ときいたら，みなさんのうちの何人かは「はい」と答え，何人かは「いいえ」と答えるでしょう。答えはあなた自身がかんがえるように，かんじるように書いてください。どちらかよくわからないときは近い方につけます。番号をよく確かめて，まちがえないように「○」をつけてください。やり方はわかりましたか。

1△何かしようとするとき，むずかしそうだと，ほかの人に手伝ってもらいたくなります。（反転項目）
2△決められたことは，きちんとやるほうです。
3　友だちが悪いことをしているのを見ると，とめようと思います。
4　自分でしなければならないことでも，親や先生から言われないとしないほうです。（反転項目）
5△ほかの人を，とてもうらやましく思います。（反転項目）
6　正しいと思うことは，反対されてもやりとおしたいと思います。
7　自分をたよりないと思うことがあります。（反転項目）
8　ほかの人から尊敬されるような人間になれるだろうと思います。
9　いまの自分がしあわせなほうだと思います。
10△もし生まれ変わることができたら，今度は別の人になりたいと思います。（反転項目）
11△自分に自信をもっています。
12　ほかの人とくらべて，いろいろな点ですぐれていると思います。
13　ほかの人からどんなふうにうわさをされているか，気になるほうです。（反転項目）
14　友だちは，私の考えをよく取り上げてくれます。
15　ときどき，自分自身がいやになるときがあります。（反転項目）
16　誰とでもなかよくしていけるほうです。
17△今の自分にだいたい満足しています。
18　友だちは，私のためになることをしてくれることが多いと思います。
19△なにごとも，ほかの人にしてもらうより，自分でやりたいほうです。
20　へまや失敗をやって，笑われることが多いです。（反転項目）
21　ほかの人よりおとっていると感じることがよくあります。
22△ほかの人と同じくらいに，ものごとができると思います。
23　何かしようとするとき，ほかの人が反対するのではないかと心配になることがあります。（反転項目）
24　ほかの人からうらやましがられることがよくあります。
25△自分の意見や考えをとおすほうです。
26　どんな不幸にあっても，くじけないだろうと思います。

27　私には，あまり自慢できるところがありません。(反転項目)
28　ほかの人から悪く言われることがおそろしいです。(反転項目)
29　私には，たくさん良いところがあると思います。

○小学生の自尊感情尺度（2件法の回答）は，はい，いいえ。従って自尊感情得点は0〜29点で表される。自己肯定感（質問番号1，5，7，13，15，20，21，23，28）；自己価値感（6，8，11，12，22，24，25，27，29）；幸福感（9，10，14，16，17，18，26）；責任感（2，3，4，19）
○中学生の自尊感情尺度（△マークの質問項目）　4件法で回答し，「ほとんどない」0点，「時々ある」1点，「しばしばある」2点，「ほとんどいつもある」3点で換算する。従って自尊感情得点は0〜27点で表される。

＊中学生活ウエルライフ（充実）検査は正進社より市販されている。

　それは，旧『学校内不安尺度』(荒木・井上，1991)に基づいた58項目の学校内不安尺度と自尊感情尺度で構成されている（附表1，2）。回答は，「はい」「いいえ」で答える2件法を用い，「はい」に1点，「いいえ」に0点を与えて採点し，高得点になるほど不安が高くなる（不安得点の範囲は0〜54点）。ライ尺度についても同様で，高得点になるほど虚構性が強くなる（0〜4点）。測定する不安の内容には，失敗恐怖，自信欠乏からくる不安（主にテスト不安）のほかに，自尊心の危機，友人や教師との対人関係，社会的環境の変化などに起因する不安，および身体的な不安徴候を扱っている。

(3)　標準化の手続き1──学校内不安尺度

　6県の小学校3〜6年生1048名（男508名，女子540名）を対象に標準化のための検討を行った（表5-2）。項目分析の結果，その識別性と内的一貫性を確認することができた。学校内不安全体について，性差・発達差を検討してみたところ，各学年とも女子の得点が男子より高い，顕著な性差が認められた（表5-3）。さらに詳細な分析として，因子別，場面別に検討した。因子分析の結果，①自信のなさと失敗に関する不安，②疎外感や評価に関する不安，③学業成績

表5-2　学校内不安調査分析対象者の内訳

小学生	3年	4年	5年	6年	全体
男子	65	154	130	159	508
女子	83	161	143	153	540
全体	148	315	273	312	1,048

表5-3 学校内不安得点の性別・学年別平均値とその標準偏差（SD）

小学生			3年	4年	5年	6年	全体
男子		M	16.94	20.76	20.62	21.36	20.43
		SD	10.67	11.44	10.37	10.54	10.85
女子		M	21.49	24.78	23.24	25.67	24.12
		SD	10.23	10.39	10.78	9.75	10.37
全体		M	19.49	22.82	21.99	23.48	22.33
		SD	10.63	11.09	10.65	10.37	10.76

表5-4 学校内不安3因子間の相関

因子名	自信のなさと失敗に関する不安	疎外感や評価に関する不安	学業成績に関する不安	因子－全体間相関
自信のなさと失敗	1.00	0.65	0.57	0.90
疎外感や評価		1.00	0.54	0.86
学業成績			1.00	0.75

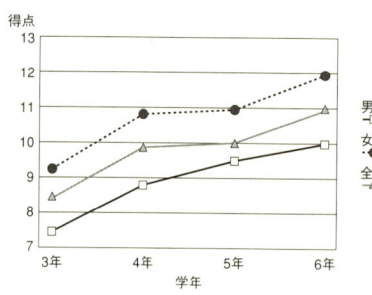

図5-1 自信のなさと失敗に関する不安因子；性・学年別比較

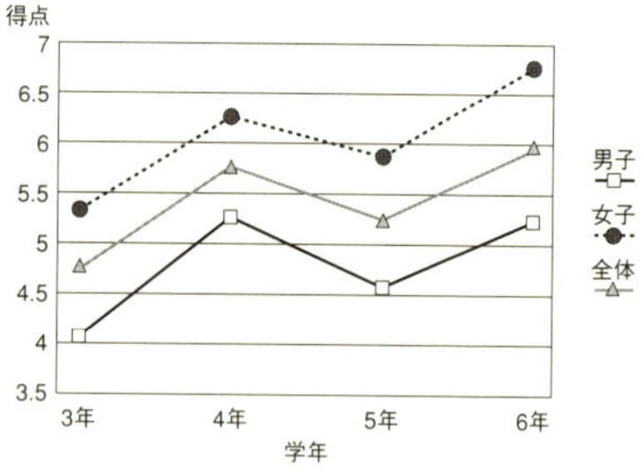

図5-2 疎外感・評価に対する不安因子；性・学年別比較

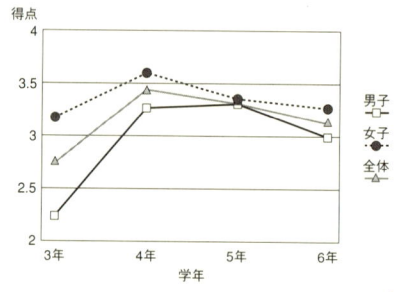

図5-3 学業成績に関する不安因子；性・学年別比較

に関する不安の3因子構造が得られた。学校内不安を構成する各因子得点間の相関係数は表5-4の通りである。3因子の性と学年別の不安得点を図示した

のが図5-1〜5-3である（山下，2000）。

さらに，学校内不安を8場面別（授業・テスト・休憩・行事・学業成績・児童間の関係・教師との関係・その他）に検討した（図5-4〜5-11）。全体として，学校内不安は，女子が男子より高い。また，おおむね学年による差はみられたが，因子により，あるいは，不安場面により違いが認められた。したがっ

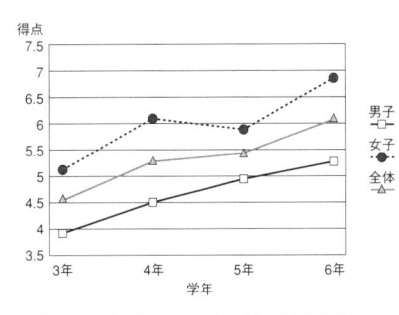

図5-4 授業中の不安；性・学年別比較

図5-5 テスト中の不安；性・学年別比較

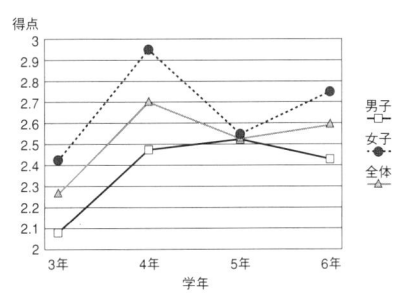

図5-6 休憩中の不安；性・学年別比較

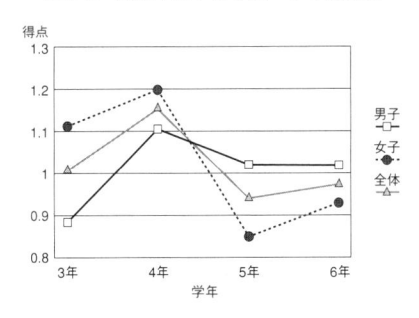

図5-7 行事に関わる不安；性・学年別比較

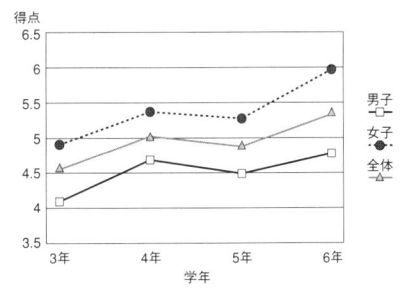

図5-8 学業成績に対する不安；性・学年別比較

図5-9 児童間の関係不安；性・学年別比較

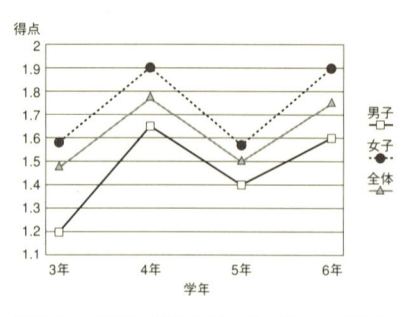

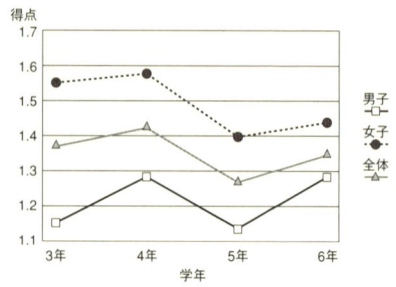

図5-10 教師との関係不安；性・学年別不安得点　　図5-11 その他の不安；性・学年別比較

て，この検査に基づいて，子どもたちの問題行動を予測し，指導や援助に生かしていく上で不安総得点はもとより，因子別不安や場面別不安の下位得点も有力な情報となっていることがわかる（山下，2000）。

② 7段階による不安表示（小学校・中学校共通）

学校内不安は下位測度を含め，次の公式に基づいて0～6点表示された。

$$7段階判定 = \frac{個人の素点 - 平均不安得点}{標準偏差} + 3$$

0点　まったく不安がない（全体の約1％の子ども）	4点　高い不安（全体の約24％の子ども）
1点　かなり低い不安（全体の約6％の子ども）	5点　かなり高い不安（全体の約6％）
2点　低い不安（全体の約24％の子ども）	6点　非常に高い不安（全体の約1％）
3点　普通（全体の約38％の子ども）	

（4） 標準化の手続き2——自尊感情尺度

自己概念とは客体としての自分（知的，身体的，人格的）の特徴に対する主観的な知覚をいう。自尊感情は自分自身を評価の対象とみる評価的態度で，自己についてのプラス（肯定）またはマイナス（否定）の感情に関係する。たとえば，優れた成績をとるとそこに高い評価をおくことができるが，成績が平均であったり，それ以下であると，その子どもの自尊感情は悩み多いものになるだろう。しかし，「運動能力」や「人気」の面で，「学業成績」よりも満足を覚え，それらに価値をおくことができれば，その子どもは自分自身についての

客観的な情報とその情報の主観的な評価を結びつけることにより，自分の自尊感情を高く保持することができる。このようにして，高い自尊感情を持つことは，自分自身を「好ましい人間」と感じ，自分の行動を積極的に「価値あるもの」として評価すると考えることができる。ここでは「自尊感情」を子どもがどれくらい価値ある優れた存在として自分をとらえているかに関する態度，あるいはその態度に伴う感情と定義した。

自尊感情の尺度構成を試みた先行研究（Rosenberg, 1965；山本，1986）を参考に，29項目の質問紙を作成した（附表2）。6県の小学生591名を対象に標準化を行った（表5-5）。項目分析の結果，その識別性と内的一貫性を確認することができた。自尊感情全体について，性差・発達差を検討してみたところ，学年を追うとともに自尊感情は低下しており，特に女子でその傾向が著しかった（表5-6）。その理由として，子どもたちの発達に伴う自尊感情の構成要因の違い，または，自尊感情を構成する要因の重みづけの差異によるものと考えられ

表5-5 自尊感情調査分析対象者の内訳

小学生	3年	4年	5年	6年	全体
男子	53	83	62	87	285
女子	48	110	65	83	306
全体	101	193	127	170	591

表5-6 自尊感情得点の性別・学年別平均値と標準偏差（SD）

小学生		3年	4年	5年	6年	全体
男子	M	15.55	14.67	14.37	14.45	14.70
	SD	4.20	5.14	5.30	5.15	5.01
女子	M	16.44	15.09	14.08	12.98	14.51
	SD	5.24	4.31	5.31	5.37	5.09
全体	M	15.97	14.91	14.22	13.73	14.60
	SD	4.72	4.68	5.29	5.29	5.05

表5-7 自尊感情因子間の相関

	第Ⅰ因子 自己肯定感	第Ⅱ因子 自己価値	第Ⅲ因子 幸福感	第Ⅳ因子 責任感	因子一全体間 相関
自己肯定感	1.000	0.250	0.222	0.060	0.652
自己価値		1.000	0.422	0.242	0.706
幸福感			1.000	0.242	0.706
責任感				1.000	0.457

る。因子分析の結果，自己肯定感，自己の価値づけ，幸福感，責任感の4因子構造が得られた（表5-7）。因子別に性差・発達差を検討した結果，因子により違いが認められた（図5-12～5-15）。自尊感情の詳しい解説は荒木（1999）にある。

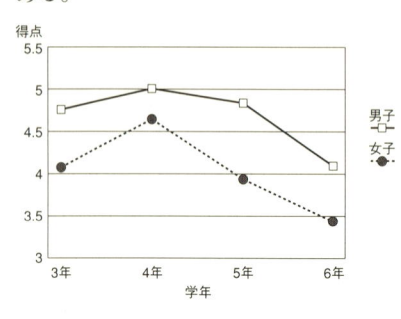

図5-12　自己肯定感（第1因子）得点　　図5-13　自己の価値づけ（第2因子）得点

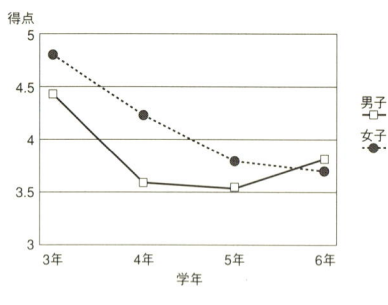

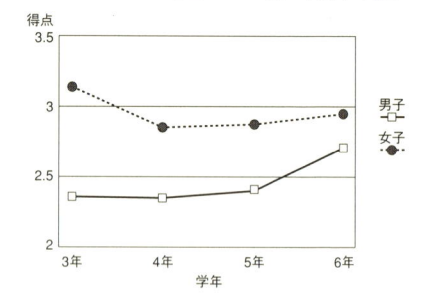

図5-14　幸福感（第3因子）得点　　図5-15　責任感（第4因子）得点

自尊感情は4つの下位因子とも，「高い」「普通」「低い」の3段階表示である。

○**自尊感情**（今の自分に対する満足感や自信，社会的な評価，積極的な態度の程度）
　　　　高い（19～29点），　　普通（9～18点），　　低い（0～8点）
○**自己肯定感**（自分に自信を持って決断し，行動できる自己肯定的な人物）
　　　　高い（7～9点），　　普通（3～6点），　　低い（0～2点）
○**自己価値感**（有能で，有意義で，将来が期待できる，価値ある人物）
　　　　高い（6～9点），　　普通（3～5点），　　低い（0～2点）
○**幸福感**（友だちの間で自分が魅力的で，能力があり，信頼され，幸せだとみなせる人物）
　　　　高い（6～7点），　　普通（2～5点），　　低い（0～1点）
○**責任感**（自分の行動に責任を持ち，積極的に行動できる人物と自己をみている）
　　　　高い（4点），　　普通（2～3点），　　低い（0～1点）

(5) 学校内不安と自尊感情の関係

この2つの検査を受けた3～6年生（536人）を対象に両者の関連をみた。自尊感情の総得点と学校内不安得点の間には－0.53の高い負の相関を得た。次に，自尊感情を高自尊群と低自尊群に2分し，学校内不安を構成する3因子別にその不安得点を示した（表5-8）。自尊感情の高い子どもたちの不安はどの不安因子についても自尊感情の低い子どものものよりかなり少ないことがわかる。この違いは統計的にも確かめられた（山下, 2000）。

表5-8 自尊感情の程度による各不安因子得点とそのSD（山下, 2000）

	自尊感情	高群	低群
	N	268	268
自信のなさと失敗に関する不安	Mean	7.08	11.91
	SD	4.56	4.62
疎外感や評価に関する不安	Mean	4.64	7.76
	SD	3.25	3.61
学業成績に関する不安	Mean	2.64	4.26
	SD	2.30	2.76

表5-9 自尊感情と不安場面別得点との相関（山下, 2000）

	自己肯定感	自己の価値づけ	幸福感	責任感	自尊感情（全体）
授業場面	－0.62**	－0.27**	－0.22**	－0.09*	－0.50**
テスト	－0.47**	－0.11**	－0.09*	－0.09*	－0.31**
休憩	－0.62**	－0.14**	－0.21**	－0.05	－0.43**
行事	－0.55**	－0.21**	－0.13**	－0.05	－0.40**
学業成績	－0.37**	0.03	－0.05	－0.05	－0.18**
児童関係	－0.66**	－0.20**	－0.18**	0.00	－0.45**
対教師関係	－0.61**	－0.20**	－0.18**	－0.10*	－0.45**
その他	－0.35**	0.00	－0.06	0.05	－0.17**

＊$p<.05$ ＊＊$p<.01$

次に，自尊感情の各構成因子と学校内不安の下位場面との相関関係をみた結果を表5-9に示した。どの不安場面も自尊感情との間に負の相関が認められた。なかでも授業場面での不安の程度と自尊感情（全体）には高い値の（$r=-0.50$）負の相関であった。また不安因子では「自己肯定感」との関係が最も強く，な

かでも授業中，休憩場面，児童間の関係，教師との関係，との間の相関が高い負の値だった。これは，自己肯定感が他人の目を気にしないで，自分に自信を持ち，自己を信頼できることを強調しているので，授業や休憩中，仲間との関係で「自信のなさ」「失敗」「疎外感」「他者からのマイナス評価」などが直接に影響するからであろう。いずれにせよ充実感を育てるためには，不安やストレスを適度にコントロールできることが必要であり，一方で自尊感情を育て，自己を肯定し，自信を強めることも必要である。そのために本検査の活用が期待できる。

3. 中学生活ウエルライフ（充実）検査

　この検査は，学校内不安検査と小学生活ウエルライフ検査を下敷きに，自我の確立期にある中学生時代の特性に配慮し，4件法を用い，12都道府県の中学生を対象に高い信頼性と妥当性を持った検査として標準化された（牧田，1992；牧田・荒木，1992）。ウエルライフ——中学生活充実意識調査として市販されている（荒木，1996）。学校生活充実感の診断と指導について詳しい解説書が出ているので，参照願いたい。なお牧田・荒木（1996）は，小学生版より低いが，学校内不安と自尊感情の間に負の相関（－0.43）を得ている。

　学校内不安検査は附表1に示すように43問からできている。それは小学生同様に①学業成績を介した将来への不安因子，②疎外感に伴う因子，③自信欠乏と失敗恐怖に伴う不安因子の3因子構造であり，個別に測定・診断できる。これらにコーピング（対処行動；不安やストレスに遭っても自己をコントロールして対処できるか，8問），社会的スキル（対人関係や社会的な交わりを円滑にする技術を身につけているか，6問），自尊感情（自分をどれくらい価値ある存在として，とらえているか，9問），得意教科・苦手教科の選択（不得意な教科の洗い出し），ライ・スケール（虚構性尺度，4問）を加えた80問からできている。関連する研究には八島（1983），山本・荒木（1985），山本（1986）などがある。

　学年別，性別に学校内不安得点の平均とSDを比較したのが表5-10である。

表5-10 学年別, 性別の平均学校内不安得点（荒木, 1996）

	1年		2年		3年	
	男子	女子	男子	女子	男子	女子
N	911	892	975	884	1,169	1,188
M	39.04	47.86	40.51	50.08	41.11	48.45
SD	21.80	21.95	19.73	20.58	19.40	20.47

　結果の表示は小学生活ウエルライフと同様である。学校内不安とコーピング, 社会的スキルは下位測度を含め, 7段階の相対評価とし, 自尊感情は単一指標で, 自尊感情が高い（17～27点）, 普通（9～16点）, 低い（0～8点）で表示した。「自尊感情得点」の高い子どもは, 情緒が安定し, 自分に自信を持ち, 責任感があり, 社会的適応力が高く, 不安やストレスに対する抵抗力も強く（簡単には押しつぶされない, 他人の目を気にしない, 失敗に動じにくい）, 何事にも挑戦的で, 全体に学業成績がよく, 授業態度もよく, 仲間や先生とのトラブルが少なく, 普段の生活の中で道徳的な行為がよくとれている, などの特徴的な態度や感情を示す。

　なお, このウエルライフ検査の活用法として以下のことがあげられる。
①学校生活における生徒の悩みや問題, 不安について的確に把握できる。
②いじめや不登校などの兆候や危険性を発見できる。
③社会的適応の指標としてコーピングや社会的スキルについて知ることができる。
④子どもの自尊感情, 自己肯定感（自己価値感, 幸福感, 責任感など）を知ることができる。
⑤教師にとって
　　生徒の不安特性や適応行動に関わる情報を学校生活全般にわたり収集できる。
　　ひとりひとりに応じた具体的で適切な指導ができる。
　　教育実践の改善につながる。
⑥児童・生徒にとって
　　教師から自己のデータを客観的に示され, 自己理解が深まる。
　　内在化された問題を顕在化させることができる。

自己改革，学習習慣や学習方略の改善につながる。

4. 高校生活ウエルライフ（充実）検査

　武中（1995），荒木・武中（1996）は中学生活ウエルライフ検査の高校生版の標準化を行っている。それによると，荒木ら（1988, 1992）の日本版の青年用テスト態度尺度（TAI：Test Anxiety Inventory；Spielberger, 1980），小原（1990）の高校生ストレス検査，荒木・牧田（1995）の学校内不安検査，松山（1995）の開発した「高校生版学習習慣検査」などに基づいて質問紙を作成し，標準化のための基礎調査を行っている。最終的には，尺度の信頼性，妥当性を確認し，附表3に示した学校内不安検査と学習習慣検査で構成された高校生活ウエルライフ検査を提出している（コーピングについては省略）。なお学習習慣尺度は次の8つの下位領域からなっている。①自主性（向上心を持ってまじめに勉強に取り組んでいる），②達成力（自分が納得するまでじっくり時間をかける），③調整（長い目で見ながらコツコツ努力する），④計画性（学習計画を立て，それに従って勉強する），⑤予習復習（学校で習っていることを確実にするために予習復習をする），⑥記憶（覚え方を工夫している），⑦要点（学習内容や解答の仕方について要点を整理する），⑧テスト（テストに備えた対策や準備をしている）。

附表3　高校生版生活充実検査

(1. 学校内不安検査)
1. 大事な試験だと，とても緊張してイライラしてしまいます。
2. 試験勉強を十分にしていても，その場になると冷静でいられなくなってしまいます。
3. 大事な試験を受けるまで，アレコレと思いわずらいます。
4. 試験が終わったあと，もうそのことを気にしないようにしようと努めますが，やはり気にしてしまいます。
5. 成績のことが気になって，試験に専念できません。
6. 試験のことをこんなに悩まずにおれたらよいのにと思います。
7. 試験を受けながら，うまくいかなかった後のことをクヨクヨ悩みます。
8. 大事な試験を受けていて，自分はダメな人間だなあと思います。
9. 成績のことがいつも気になっています。
10. 友達に成績が負けはしないかと，いつも気にしています。
11. 勉強が難しくなり，どうしていいかわからず，イライラしています。
12. 授業中，自分よりも他の人たちの方がよくわかっているような気がして，みじめな気持ちになります。

13 授業中、答えがわからないのにあてられるのではないかと、ビクビクしています。
14 今の成績では、志望校（志望の会社）に合格できないのではないかと不安になります。
15 将来のことを考えると、自分の今までの過ごし方をクヨクヨと悩むことがあります。
16 自分の成績のことを考えると、これから先のことが心配になり、勉強が手につかないことがあります。
17 授業中何か失敗をして、友達に笑われるのではないかと心配になります。
18 自分の意見を言うとき、みんなに反対されないかと心配になります。
19 友達が自分のことをどう思っているのか、気になります。
20 自分の容貌が気になります。
21 学校で仲間はずれにされないか、不安になります。
22 学校では、周囲に合わせるのに気を使いすぎて、リラックスできません。
23 友達から無視されているような気がして、みじめになります。
24 人が大勢いるとき、なかなかその雰囲気に溶け込めない方です。
25 引っ込み思案なので、学校でみじめな思いをすることが多いです。
26 心を開いて話せる友達がいません。
27 友達とその場はうまくやっていますが、気持ちが通じ合っていないように思います。
28 クラスの中で孤立しているような気がします。
29 先生が自分のことをどう思っているのか、気になります。
30 先生の前へ行くと、オドオドしてしまいます。
31 廊下ですれちがったりするとき、先生から何か注意されないか、心配になります。
32 いつも先生から無視されているような気がして、みじめな思いをすることがあります。
33 先生から他の友達と公平に扱ってもらえていないような気がして、みじめな思いをすることがあります。

（テスト不安 – 質問番号 1～8）（成績・進路に関する不安 – 9～16）（友達との関係不安 – 17～28）（先生との関係不安 – 29～33）
第1因子 – 評価不安（質問番号 1～16）、第2因子 – 疎外感・孤独感（22～28）、第3因子 – 自信欠乏に伴う不安（17～21）、第4因子 – 先生に関する不安（29～33）

(2. 学習習慣検査)

34 人から言われなくても、自分から進んで勉強します。
35 遊びと勉強のけじめを自分ではっきりつけます。
36 不得意科目を克服するために、その科目の勉強を、毎日少しずつするようにしています。
37 得意な科目がさらに伸びるように、努力しています。
38 参考書や問題集を使って勉強します。
39 授業と直接関係ない本も読んでいます。
40 問題がすぐ解けなくても、あきらめずに時間をかけて考えます。
41 解けない問題が出てきたら、参考書の似たような問題を調べます。
42 問題が解けても、もっと良い解答がないかどうかを考えます。
43 解決できない問題は頭のすみに置いて、何回も考えるようにしています。
44 わからないことはそのままにしないで、先生や友達に聞きます。
45 わからないことはそのままにしないで、自分で納得できるまで調べます。
46 少しぐらい調子が悪くても、その日のうちにやらなければならない勉強はすませます。
47 良い成績がとれたときの喜びを思い出して、やる気を出します。

48 努力したらすぐ成績が上がると思わないで、2・3カ月先の結果に期待します。
49 自分にあった勉強方法を大切にしています。
50 勉強に集中できるように、自分の体調の管理をしっかりします。
51 過去の自分の学習における成功・失敗経験を生かします。
52 計画を立てたら、できるだけその通りに実行します。
53 自分の実行できる計画を立てます。
54 計画を立てるときは、得意科目と不得意科目のバランスを考えます。
55 一日の行動の目安になる日課表を作っています。
56 テスト前には特別な計画を立てます。
57 試験のあとには、自分の勉強の計画を見直し、修正します。
58 授業で習ったことは、その日のうちに復習します。
59 授業の前日に、翌日の授業で解説・説明される内容を読んだり、解いたりしておきます。
60 例題や練習問題を使って、自分で解けるかどうかたしかめてみます。
61 予習するときは、前の時間に習ったことを見直してから始めます。
62 配布されたプリントなどは捨てずにとっておき、復習に使います。
63 いつテストされてもよいように、ふだんからまとめておきます。
64 現在学んでいることを、すでに知っていることと関連させて覚えようとします。
65 覚えようとするときに、そのことの意味を理解するようにしています。
66 たくさんのことを覚える際には、関連するものをひとまとめにしたり、いく組かに分けて覚えます。
67 覚えるときに、「これだけ覚えよう」と繰り返して反復します。
68 覚えるとき、目・耳・口・手といった感覚器官をフルに働かせます。
69 覚えやすいように、ごろ合わせを使います。
70 問題を解いたあと、解きっ放しにしないで、その思考過程を整理します。
71 ノートを見直して、足りないところをつけ加えます。
72 要点をつかむために、簡単なグラフ・図・表などに表します。
73 自分で大切なことと思えば、先生が黒板に書かれなくてもノートにメモします。
74 ノートをまとめ直したりして、学習した内容を整理します。
75 本を読むとき、大切なところはどこか、考えながら読みます。
76 テスト準備は、できるだけ早くとりかかるようにしています。
77 テスト準備のとき、不得意な科目を後回しにしないようにしています。
78 テストの問題を解くときは、できそうな問題から解き始めます。
79 テストのとき、解答がすんでも、最後にもう一度答案を見直します。
80 返された答案を見直し、同じ失敗を繰り返さないように、もう一度正しく解いておきます。

4件法で回答し、「ほとんどない、ほとんどあてはまらない」0点、「時々ある、少しあてはまる」1点、「しばしばある、かなりあてはまる」2点、「ほとんどいつもある、ほとんどあてはまる」3点で換算する。従って学校内不安得点は0～52点で表され、学習慣得点は0～85点で表される。(自主性－質問番号34～39)(達成力－40～45)(調整－46～51)(計画性－52～57)(予習復習－58～63)(記憶－64～69)(要点－70～75)(テスト－76～80)

4. 高校生活ウエルライフ（充実）検査

4件法を用い，1616名の高校生による学校内不安得点（0～91）の平均は27.22（SD=14.44）であった。1項目当たりの不安は0.82で中学生と比べて比較的低いことがわかる。なお小・中学生同様に性差は認められたが，学年差はみられなかった。主因子法による因子分析の結果，4因子構造であり（表5-11），それらの間に中程度の相関を得た（表5-12）。

表5-11 各因子の平均得点

因子	平均	(1項目当たり)	SD
評価不安	17.6	(1.12)	9.15
疎外・孤独	4.46	(0.64)	3.28
自信欠乏	3.52	(0.70)	3.69
先生不安	1.67	(0.33)	2.16

表5-12 因子間の相関（荒木・武中, 1996）

因子	評価	疎外	自信欠乏	先生
評価不安	1.00			
疎外・孤独	0.519	1.00		
自信欠乏	.320	.528	1.00	
先生不安	.401	.440	.373	1.00

相関はいずれも1％水準で有意である。

また学習習慣得点（1～129）の平均は54.05（SD=21.39）であった。性差がみられ，女子の方がどの学年も男子に比べて学習習慣が高い。学年でみるとV字型で，これは2年生の学習習慣の落ち込みによる。学校内不安と学習習慣の間には弱い正の相関がみられ（$r=.139$），学年を追うにつれ，低くなり（0.199, 0.165, 0.083），不安による学習習慣促進効果がみられなくなった。不安（表5-13）と学習習慣（表5-14）評定は換算表（5段階評定）による。

表5-13 高校生版学校内不安の5段階換算表（武中, 1995）

評定	不安の程度	割合%	不安 1-33	テスト 1-8	成績進路 19-16	友達 17-28	先生 29-33
1	非常に低い	6.7	0-8	0-1	0-1	0	
2	かなり低い	24.2	9-18	2-5	2-6	1-3	0
3	普通	38.3	19-3	6-10	7-11	4-9	1-2
4	かなり高い	24.2	35-5	11-16	12-17	10-18	3-4
5	非常に高い	6.7	52-	17-	18-	19-	5-

表5-14 高校生版学習習慣得点の5段階換算表（武中, 1995）

評定	習慣の程度 (質問番号)	割合 %	習慣 34-80	自主性 34-39	達成力 40-45	調整 46-51	計画性 52-57	予復習 58-63	記憶 64-69	要点 70-75	テスト 76-80
1	非常に低い	6.7	0-20	0-1	0-1	0-1	0	0	0-3	0-1	0-1
2	かなり低い	24.2	21-41	2-4	2-4	2-4	1-3	1-3	4-6	2-4	2-5
3	普通	38.3	42-63	5-8	5-8	5-8	4-7	4-6	7-10	5-8	6-8
4	かなり高い	24.2	36-84	9-12	9-13	9-12	8-11	7-10	11-14	9-12	9-11
5	非常に高い	6.7	85-	13-	14-	13-	12-	11-	15-	13-	12-

〈引用文献〉

荒木紀幸・佐藤正二・根井真樹子 1979 児童用テスト不安検査の標準化に関する基礎的研究―項目分析と信頼性の検討― 宮崎大学教育学部紀要, 人文科学, **45**, pp.15-28.

荒木紀幸 1983 S.58 児童におけるテスト不安の研究Ⅴ：ミラーリヤーの錯視とロッドフレームテストとの関連 日本教育心理学会第25回大会, pp.418-419.

荒木紀幸 1984 児童における言語連想の研究(7) ストレス条件下と非ストレス条件下の連想の比較 日本心理学会第48回発表論文集, p.446

荒木紀幸 1985a 児童用テスト不安検査の標準化に関する基礎的研究Ⅱ―テスト不安の性差と発達傾向, 及び標準得点換算表の作成― 兵庫教育大学研究紀要, **5**, pp.55-63.

荒木紀幸 1985b 10. テスト不安の問題 安藤延男編 講座・生活ストレスを考える, 第5巻, 学校・社会のストレス, 垣内出版, pp.177-198.

荒木紀幸 1986 中学生のテスト不安に関する研究 「指導と評価」10月号, pp.42-45.

荒木紀幸 1988 青年版テスト態度検査(TAI)の標準化に関する研究 日本教育心理学会第30回大会発表論文集, pp.480-481.

荒木紀幸・井上智博 1991 小学生における学校内不安に関する研究―学校内不安尺度の開発― 学習評価研究別冊Ⅲ, pp.97-98

Araki Noriyuki 1992 Test anxiety in elementary school and junior high school students in Japan. *Anxiety, Stress, and Coping*, Vol.5, pp.205-215. Harwood Academic Publishers CmbH.

Araki, N., Iwawaki, S., & Spielberger, Charles D. 1992 Construction and validation on a Japanese adaptation of the test anxiety inventory. *Anxiety, Stress, and Coping*, Vol.5, pp.217-214. Harwood Academic Publishers CmbH.

荒木紀幸・牧田明典 1995 中学生用学校内不安検査の標準化に関する基礎的研究―項目分析と信頼性の検討―兵庫教育大学研究紀要, **15**(1), pp.45-55.

荒木紀幸 1996 学校生活充実感の診断と指導―ウエルライフ―中学生活充実意識調査(学校内不安検査)とその解説 正進社

荒木紀幸・武中みゆき 1996 高校生における学校内不安に関する研究―高校生用不安検査の開発 兵庫教育大学教科教育学会紀要, **9**, pp.43-52.

荒木紀幸・牧田明典 1997 中学生用学校内不安検査の標準化に関する基礎的研究―

学校内不安検査の指標と自尊感情及び成績の関連について── 実技教育研究, **11**, pp.129-135. 兵庫教育大学学校教育学部附属実技教育研究センター
荒木紀幸 1999 付録 自尊感情を調べてみましょう 荒木監訳 江里口, 山田礼子訳 親から子へ幸せの贈りもの──自尊感情を伸ばす5つの原則 玉川大学出版部, pp.215-228.
荒木紀幸 2001a 小学生版ウエルライフ──学校生活充実検査の開発(1) 日本教育心理学会第43回大会論文集, p.597.
荒木紀幸 2001b 小学生版学校生活充実検査開発(Ⅱ) 日本感情心理学会第9回大会
安藤延男 1985 学校社会のストレス 垣内出版, p.44
石田礼子 1987 児童のテスト不安に関する研究──YG性格検査と養育態度との関連── 兵庫教育大学卒業論文
井上智博 1989 小学生における学校内不安測定に関する研究 兵庫教育大学大学院修士論文
小原政秀 1990 教師ストレスと生徒ストレスに関する基礎的研究 兵庫教育大学大学院修士論文
Kaneda Tatsuko 1971 Inforoduction of the test anxiety scale for children to Japanese subjects. *Japanese Psyhological Research*, **13**(2), pp.97-102.
牧田明典 1992 中学生の学校生活における不安に関する基礎的研究 兵庫教育大学大学院修士論文
牧田明典・荒木紀幸 1992 中学校における学校内不安に関する基礎的研究(1) 中学生を対象とした学校内不安測定尺度の開発 日本教育心理学会第34回発表論文集, p.185
牧田明典・荒木紀幸 1996 中学校における学校内不安に関する基礎的研究(2) 学校内不安検査の指標と自尊感情及び成績の関連について 日本教育心理学会第38回発表論文集, p.228
松山武史 1995 高校生の学習習慣に関する基礎的研究 兵庫教育大学大学院修士論文
森下秀樹 1983 学習におけるATI効果の基礎的研究──適正情報としての テスト不安要因について── 兵庫教育大学大学院修士論文
Phillips, B. N. 1978 *School Stress and Anxiety*. Human Sciences Press.
Rosenberg, M. 1965 *Society and the adolescent self-image*. Pribston Univ. Press.
Sarason, I.G. 1980 *Test Anxiety: Theory, Research, and Applications*. Lawrence Erlbaum Associations, Publishers.
Sarason, S.B., Davidson, K., Lighthall, F., Waite, R. 1958 A test anxiety for children. *Child Development*, **29**, pp.105-113.
Sarason, S.B., Davidson, K.S., Lighthall, F.F., Waite, R.R., & Ruebush, B.K. 1960 *Test Anxiety in elementary school children*. New York: Wiley.
Spielberger, C.D. 1980 *Preliminary professional manual for the Test Anxiety Inventory*("Test Attitude Inventory"). Counsulting Psychologist Press, Inc.
武中美有紀 1995 高校生活の充実に関する教育心理学的研究 兵庫教育大学大学院

修士論文
八島喜一　1983　児童・生徒のlocus of controlに関する研究　兵庫教育大学大学院修士論文
山下政司　2000　小学校生活の充実に関する教育心理学的研究―自尊感情・学校内不安・道徳性との関連から―　兵庫教育大学大学院修士論文
山本　正・荒木紀幸　1985　中学生のテスト不安に関する研究―成績への影響，自己評価意識や原因帰属との関係―　教育方法研究学会誌, **1**, pp.1-10.
山本　正　1986　学業成績に影響を及ぼす人格特性に関する研究　兵庫教育大学修士論文

〈参考文献〉

Alpert, R., & Haber, N.　1960　Anxiety in academic achievement situations. *Journal of Abnormal and Social Psychology*, **61**, pp.207-215.
荒木紀幸　1977　児童におけるテスト不安の研究―地域，学年，性，学級からみた特徴―　日本教育心理学会第19回総会発表論文集, pp.432-433.
荒木紀幸　1978　児童におけるテスト不安の研究Ⅱ―知能と学業成績―　日本教育心理学会第20回総会発表論文集, pp.694-695.
荒木紀幸　1979　児童にみるテスト不安―知能と学業成績に与える影響を中心に―　教育心理, **27**(7), pp.66-70.
荒木紀幸　1980　児童におけるテスト不安の研究Ⅲ：その縦断的研究　九州心理学会第41回大会
荒木紀幸　1981　児童におけるテスト不安の研究Ⅳ　―児童用テスト不安検査の項目分析による性差の検討―　日本教育心理学会第23回総会発表論文集, pp.540-541.
荒木紀幸　1985　児童におけるテスト不安の研究　Ⅵ―その因子構造―　日本心理学会49回大会論文集, p.446.
井上智博・荒木紀幸・長坂紀文　1988　小学生における学校内不安に関する研究　日本教育心理学会第30回総会発表論文集, pp.478-479.
岩脇三良・奥野茂夫　1973　学校不安　日本教育心理学会第15回総会発表論文集, pp.210-211.
佐藤正二・荒木紀幸　1977　児童用テスト不安尺度の検討　九州心理学会第38会大会発表論文集, p.32.
島田俊秀・今林俊一　1989　NEW―AAIとテスト不安に関する研究　「指導と評価」7月号, pp.46-50.
長谷部元章　1984　児童の不安に関する研究―不安検査の検討とテスト不安の軽減　兵庫教育大学大学院修士論文

第6章 自尊感情からストレス・マネジメントを探る

山田良一・平井和雄・荒木紀幸

1. 生きる力, 自尊感情, ストレス・マネジメント

(1) はじめに

　これからの子どもたちに求められる「生きる力」とは, 変化の激しい社会に, 自ら主体的にかかわり, 他の人たちとも協調的にかかわりながら生活をできる能力である。この「生きる力」を支えるものに自尊感情があげられる。高い自尊感情とは, 自己を評価の対象とする評価的態度で自分自身を肯定的に認め, 自分に自信を持ち, 自分を価値あるものと誇れる気持ちである。この高い自尊感情を持つ子どもたちは, 集団への所属感が安定しており, 自分自身の信じる行動を主体的に起こすことができる。また, 他者に対しても受容的, 肯定的な見方ができ, 共生的な態度で接することができるといわれている。

(2) ストレス・マネジメント教育の及ぼす効果

　現在の小学生をみても, 学習や習い事, 友人関係, 家庭での問題とさまざまなストレスを抱えている。実際, 高学年になると7割から8割の児童は, ストレスを自覚している。そんな子どもたちのストレス反応は, 身体的な疲れ, 不眠といったものから, イライラする, すぐにキレるといった情緒的なものにも表れている。

　そこで, 山田 (1999) は38名の小学5年生を卒業までの2年間, ストレス・マネジメント教育を継続的に実施した。学習内容として, ①ストレスの原

因や要因を知り，過度なストレスが及ぼす影響を理解する，②ストレスをコントロールする方法を探り，呼吸法を使ったリラクセーションを実際に行う，③自分自身を冷静に振り返り，自己を見つめ直す（感情の表現や話し方），④自分自身が抱えている課題を冷静に見つめ，よりよい解決方法を探る（解決イメージとプラス思考），の4ステップを実施した。

中でも②のリラクセーションは週に2～3回程度，2年間，放課後に継続して行った。②の留意点は，腹式呼吸によるリラクセーションを主体とする，教室の中であれば自由に場所を選べる，他者のじゃまは決してしない，必要があればタオルケットを利用してもかまわない，といったものである。時間は約10分間程度行う。BGMとしてパストラル・ウィンド（カネボウ化粧品オリジナル環境音楽）をかける。

その結果，怒りの感情の軽減，意欲の低下の抑制，身体不安の軽減，自尊感情の向上，感情的な不安の軽減が確認された（山田，2000）。

(3) 「生きる力」としてのストレス・マネジメント教育

先に示したストレス・マネジメント教育を継続していくことで，子どもたちの情緒的な安定にある程度の効果を示したことがわかった。しかし，社会の変化に自ら主体的に対応し，課題を解決する「生きる力」を高めるためには，子どもたち自らが必要な場面に応じて，ストレス・マネジメントを活用するようにならなければならない。

そこで，2年間，ストレス・マネジメント教育を受けた子どもたちが，中学校へ進学した後，新しい生活のなかでどのように経験を生かしたか，また経験が彼らにどのような影響を与えていたかについて，卒業1年後に追跡調査した。今回はその一部を報告する。

平成13年2月に中学生版自尊感情検査（荒木，1996）を実施し，この結果を山田の元でストレス・マネジメント教育を受けた体験群とそのような経験のない無体験群を比較することとした。各自尊感情得点は表6-1のとおりである。この両者を分散分析した結果を表6-2に示したように，体験群の自尊感情得点は経験のない群に比べて有意に高いことがわかる。また体験のない群の自尊感情得点は荒木の示す全国中学生の平均と変わらない（荒木，1996）。ちなみに，

1. 生きる力，自尊感情，ストレス・マネジメント

表6-1 性別，体験群ごとの平均「自尊感情」得点とSD

体験群			非体験群		
男子	平均	18.50	男子	平均	13.20
(N=16)	(SD)	(4.06)	(N=20)	(SD)	(4.69)
女子	平均	18.05	女子	平均	14.30
(N=20)	(SD)	(3.26)	(N=20)	(SD)	(4.66)

表6-2 「自尊感情」に関する2要因分散分析の結果

	SS	df	MS	F
A（性）	2.98	1	2.98	0.68
B（体験）	374.54	1	374.54	21.02*
A＊B	12.04	1	12.04	0.67
Total	1677.16	75	22.36	

$*p<.001$

中学生男子の平均は13.0（SD = 4.7, n = 1902）であり，女子は12.9（SD = 40, n = 1775）である。

(4) 自尊感情とストレス・マネジメント教育の効果

　以上のように，ストレス・マネジメント教育を体験した群は，そうでない群と比較すると男女ともに有意に自尊感情が高くなっていることが確認できた。また，自尊感情得点のばらつきは小さい。

　自尊感情は自分を肯定的にとらえ，自信を持ち，自己を誇りうる存在と感じる感情であるから，高い数値を示す子どもたちにとり，周囲から受けるストレス自体も少ないものであろうことは容易に予想がつく。また，ストレス場面に直面したとしても，積極的に問題を解決しようとする姿勢がとれることも理解できる。このことは，ストレス・マネジメント教育のねらいとも一致している。つまり，多少のストレスやプレッシャーであればリラクセーションを通して克服し，大きなストレス場面には，落ち着いて冷静に問題に対処しようとする心構えを生み出す能力を身につけることをねらいとしている。

　ストレス・マネジメント教育の心への作用は自尊感情をより引き上げるように働き，高まった自尊感情はストレスを冷静にコントロールさせる意志として相乗的な効果を生むと考えられる。この結果，自尊感情は急激に低くなること

や過大に高まることを予防できる。

(5) 小学校におけるストレス・マネジメント教育の実際

山田は小学5年生を対象にした4ステップのストレス・マネジメント教育を実践し，成果を示したが，ここではそこで用いられたプログラムを中学年以上の小学生を視野に入れて紹介する。

①ストレスの原因や要因を知り，過度なストレスが及ぼす影響を理解する

〈授業の指導案〉
　（1）対　象：小学校中学年，高学年
　（2）主題名：ストレスをコントロールして

〈目　的〉
・自分自身の体や心をみつめ，そのストレス状態を理解するともに，自分に関わるストレス反応を知る。そして，自らコントロールしようとする態度を身につけさせる。

〈ながれ〉
①自分の心身の状態をみつめる。
②ストレスがたまるとどんなことが起こるのか，行動的身体的な変化を知る。
③自分自身のストレス解消を振り返り，よりよい方法に目を向ける。
④全身の緊張と弛緩，呼吸法を体験し，心身の様子をみつめる。

学習活動	教師の支援
1）ストレスがたまっている人？	・多数の児童のストレスを感じていることが多い。
2）ストレスがたまるとどうなる？ 　すぐにおこる 　食欲がなくなる 　肩がこる 　病気をしやすくなる	・ストレスの及ぼす身体的，精神的な影響について具体的に気づかせる。 ・自由な意見を整理していく。 　身体的な影響 　　肩がこる，つかれやすい， 　　朝が起きづらいなど

1. 生きる力，自尊感情，ストレス・マネジメント　123

	精神的 　イライラする 　寝つきが悪い
3）ストレスってどんなもの 　緊張したり，どきどきする場面を生活の中で振り返る。	・物理的ストレス（暑さ，騒音）。 ・生理的ストレス（過労，病気）。 ・心理的ストレス 　　　　　（人間関係，挫折，不安）。
4）ストレスを解消する方法は 　遊ぶ，大声を出す，スポーツをする，寝る，お風呂に入る。	・感情の表出。 ・他の活動をする。
5）ストレスマネジメントを体験しよう。 　体の緊張を解く 　呼吸を整える 　腹式呼吸を知る	・原因を追求し解決する。 ・心と体とを休めること。 ・呼吸法。 ・肩上げと肩の開き（筋弛緩）。
6）ペアリラクセイション ・伝言ゲームをしよう。 　「よかったね」 　「元気だしなよ」 　など，身近なメッセージを　後ろの人から前の人に伝える。	・肩に触れるだけでメッセージを伝える。
7）ペアマッサージ ・気持ちの良いマッサージをしてあげよう。	・相談しながら気持ちの良いマッサージができるように注意する。

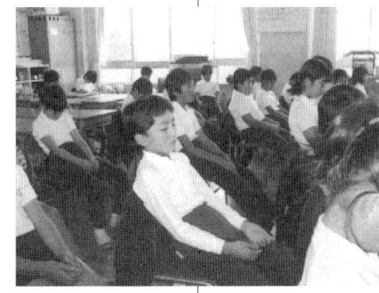

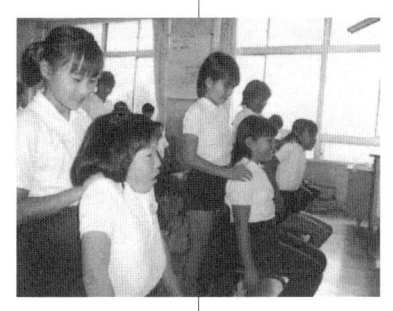

②ストレスをコントロールする方法を探り，腹式呼吸法をつかったリラクセーションを実際に行う

＊放課後に行うフリーリラクセーション

学習活動	教師の支援
1）教室の中の一番気に入った場所で，リラックスする。 　　全身の力を抜いていく。 　　目を閉じられれば目を閉じる。 2）音楽を聞きながら，心もリラックスする。 　　自分の体を意識し，がんばった自分を誉めてあげようとする。 3）静かに心身を休ませる。 4）自分のペースで起きよう。 　　ゆっくりと時間をかけて，体と心を目覚めさせる。	・自由な場所，自由な形で体を休ませる。タオルケットを利用する。 ・タオルケットをひき，自分の保護された空間をつくる。 ・目を閉じることを強要しない。 ・音楽は邪魔にならない音量で聞かせる。 ・静かに教師が言葉がけを行い，自分を肯定的に受け止められるようなメッセージを送る。（教示の例は下記参照） ・10分程度のリラクセーションをさせる。 ・全身の伸びを中心に体のすみずみまで力を呼び起こさせる。

③自分自身を冷静に振り返り，自己を見つめ直す（自分の感情表現）
〈授業の指導案〉
　（1）対　象：中学年，高学年
　（2）主題名：自らの感情表現を知ろう
〈目　的〉
・喜怒哀楽といった感情が，どの人にもあることを知る。それらの感情は自然なもので，大切な気持ちであることに気付く。また，それらの感情に応じた自らの態度や行動を振り返り，感情表現として適したものとそうでないものに分類しながら，自らの感情表現を適したものへ改めようとする意欲を育て

る。

〈ながれ〉
①自らの喜びの表現方法を振り返り，その特徴を知る。
②自らの悲しみの表現方法を振り返り，その特徴を知る。
③自らの怒りの表現方法を振り返り，その特徴を知る。
④それらの特徴から，してよい行動としてはいけない行動に分類する。
⑤自らの感情表現方法を考え新たな自分に期待する。

学習活動	教師の支援
1. 人間にはどんな感情があるのか考える。怒り，悲しみ，喜びなど	・どの感情も認められるものであることに気付かせる。
2. 感情があることでどんないいことや悪いことがあるのか考える。	・批判的にならず，共感できる姿勢で支援する。
3. うれしいときや悲しいとき，腹が立ったとき自分はどんな行動に出るのか，みつめる。（ワークシート記入）	・感情ごとにしてよい行動としてはいけない行動に分類させる。
4. 他人に迷惑をかける行動は，してはいけないことであることを具体的に知る。 自分のワークシートに書き込んだ行動を，していいことと悪いことに分ける。	・していい行動で表現できるように働きかける。
5. 感じたことを話し合う。	・新しい自分の発見につなげる。

私は気持ちを、こう表現する！

(1) うれしいときは！

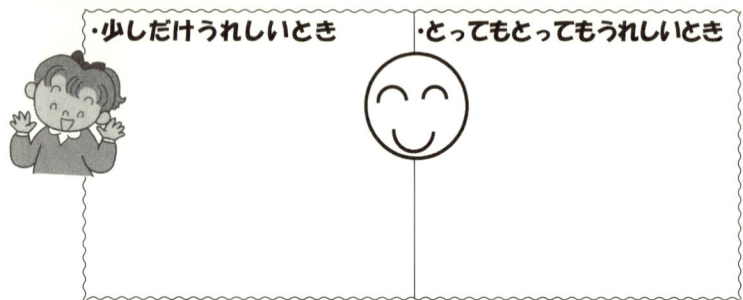

・少しだけうれしいとき　　・とってもとってもうれしいとき

(2) 悲しいときは！

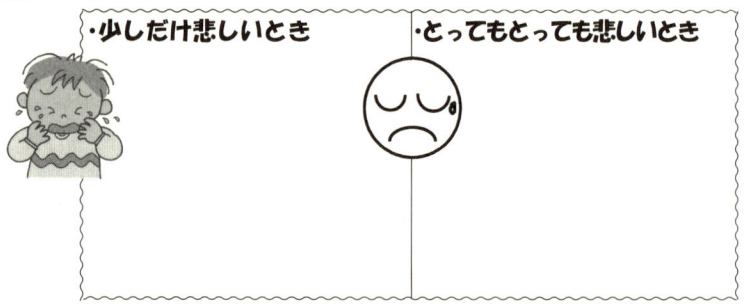

・少しだけ悲しいとき　　・とってもとっても悲しいとき

(3) 腹が立ったとき

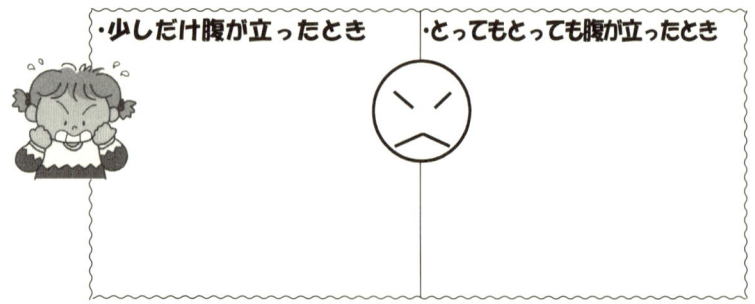

・少しだけ腹が立ったとき　　・とってもとっても腹が立ったとき

＊してもいいこと
＊してはいけないこと

③自分自身を冷静に振り返り，自己を見つめ直す（自分の話し方）
〈授業の指導案〉
　(1) 対　象：小学中学年，高学年
　(2) 主題名：わたしの話し方はどんなタイプ？
〈目　的〉
　自己の話し方がどんな気持ちから生まれているのか気づく。
〈ながれ〉
①日常場面での様子を絵に描いたワークシートに，自分のことを記入する。
②その答え方から，自分の特徴を知る。
③よりよい話し方を探る（アサーション・トレーニング）。

学習活動	教師の支援
(1) 自分の日常的な行動を思い起こしながらワークシートをすすめる。	・自分らしい言葉を考えるように話しかける。
(2) 16場面の答えを書き終えた後の感想を話し合う。	
(3) ワークシートに書き込んだ答えから，いくつかの例題をみんなと話し合う。 例1（突然の指名） 例2（仲間から無視されて）など ・相手が悪いと考えている話し方 ・自分が悪いと考えている話し方 ・どちらのことも考えている話し方	・先生とロールプレイを使って発表すると，自分の言葉で表現しやすい。 ・話し方の特徴に気づくように話す。 　相手を攻撃するような話し方 　我慢している話し方 　相手にわかるような話し方 ・自分の気づきや感想を作文に書く。
(4) 自分の話し方の特徴を振り返る。	

(6) 学習の経過と考察
①葛藤場面を使ったワークシート学習
　自分の表現特徴を知るために，小学校生活で起きやすい葛藤場面や欲求不満場面を子どもたちからのアンケートを集計し，学校生活，友人関係，家庭関係を中心に上位4場面を絵に構成したものを利用した。その絵の書き込みから自

分の表現方法の特徴から，攻撃的，受け身的，アサーティブ的な表現に分類される。その特徴から新しい自分への手がかりとする。

このワークシートは，登場人物には顔の表情や細かな服装はなく，絵の情報から感情が伝わりにくくなっている。ワークの進め方は，読み手が登場人物の特定やそのときの表情，感情を推測しながら，自分の話し方を書き込んでいく。読み聞かせずに自分のペースでワークシートを答えていく。

学習活動	教師の支援
(1) 話し方の2つの方法を思い出す。 ・攻撃的な話し方（相手が悪い） ・受け身的な話し方（自分が悪い） ・あきらめ的な話し方（無気力）	・ワークシートの問題を使いロールプレイをする。 ・自分らしい言葉の表現で。 ・作文の感想紹介も。
(2) 攻撃的な話し方，受け身的な話し方は相手にどう映るのか，考えよう。 ・怒りんぼのボスザルになったつもりで ・おびえるうさぎさんになったつもりで ・言葉は「あいうえお」を使って	・擬態語を使ってロールをする。 ・攻撃的な話し方は，ボスザル口調で。 ・受け身的な話し方は，おびえるうさぎの口調で。
・攻撃的な話し方，受け身的な話し方をしたときの相手のしぐさや表情，態度を観察しよう ・姿勢や目つき，言葉の強さ，大きさなど	・相手の身体的な特徴と，声の響き，大きさにも気づくように。 ・話し方の違いが，この後どう影響するのか，考えさせよう。 ・自分のことも相手のことも考えた話し方を身につけさせる。
(3) どんな話し方がいいんだろう。 | タイプ | 自分 OK | 相手 NO | | --- | --- | --- | | 攻撃型 | ○ | × | | 受け身型 | × | ○ | | アサーティブ | ○ | ○ | ・自分も相手も大切にする話し方ってどんなんだろう	よりよい表現を場面に応じて。
(4) グループで自分たちの思いを話しあう。	・ワークシートを使って，アサーティブな話し方に書き直そう。

1. 生きる力，自尊感情，ストレス・マネジメント　129

表6-5　話し方の違いによる態度，様子の観察

タイプ	攻撃型	受け身型	あきらめ型
声の調子	・大きく強い ・どなる	・小さく弱い	・ぼそぼそした感じ
態度 様子	・前におそうように ・大きく伸び上がる	・後ろに ・小さくまるまる	・横を向く ・横へ動く
顔の表情	・大きな目，口 ・にらむ	・下向きで視線をそらす	・よくわからない ・へらへら

こんなとき、どう答えますか？　（一部例）

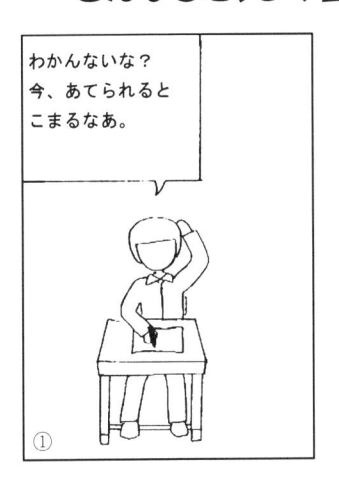

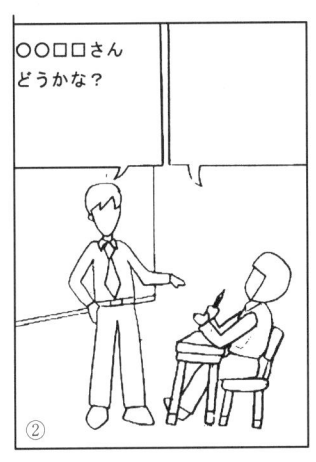

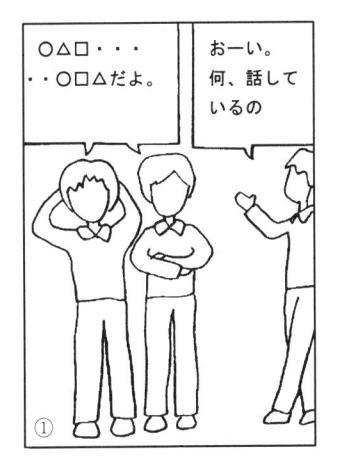

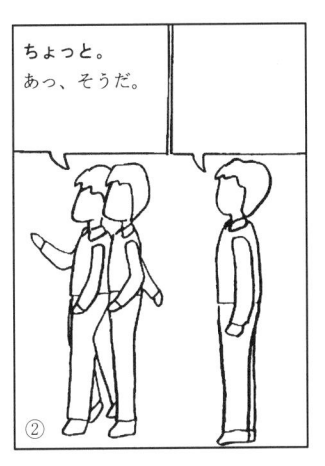

①　わかんないな？
今、あてられるとこまるなあ。

②　○○□□さんどうかな？

①　○△□・・・・・○□△だよ。
おーい。何、話しているの

②　ちょっと。
あっ、そうだ。

④自分自身が抱えている課題を冷静にみつめ，よりよい解決方法を探るの（解決イメージ）

〈授業の指導案〉
 (1) 対　象：中学年，高学年
 (2) 主題名：自らの課題や問題を解決する

〈目　的〉
・自分自身に関わる問題を，冷静に見つめ，具体的に解決できる方法を発見し，少しずつ実現させる。

〈ながれ〉
①落ち着いて自分に関わる問題をみつる（ストレス・マネジメント）。
②自分の悩みの状態を評価する（スケーリングクエッション）。
③評価した得点を1点加算できる方法を自ら具体的方法を見つける（リラクセーション）。

＊指導例

学習活動	教師の支援
1．今，悩んでいることなどを話しあう。人には誰にでも，心に悩みをもっていることを知る。	・分からない児童・生徒には悩みの分野を人間関係，学習内容，家族，学校生活など視点を与える。
2．心を落ち着けて，自分自身の問題を見つめてみる（ワークシート記入）。 　1) 問題点が明確になったら，絵や文章でまとめる。 　2) 一番うまくいっている時を10点で最悪を0点として，現在の得点を考える。 　3) 現在の得点を1点だけ，アップするためにはどんなことができるのか，具体的に考える。 　心を落ち着け，よりよくなる自分をイメージする。	・呼吸法とリラクセーションを使い，自分を見つめ直させる。 ・悩みや不安を表現しやすい方法で書き表す。 ・現在の状況を得点化することで，客観的な視点をもたせる。 ・呼吸法やリラクセーションをつかい，解決策をイメージさせる。 ・スモールステップでの目標をたてさせる。今からできること，すぐに取りかかれることを探させる。
3．自分の感じたことをグループで振り返	・発表できる児童・生徒は発表させる。

る。	
4. 1週間後，自分の決めた課題について達成できているか，静かに自分を見つめる。 1）再び現在の様子を得点化させる。	・呼吸法やリラクセーションをつかい，自分自身を振り返らせる。 ・少しでもよくなった場面を自己評価させる。 ・解決方法をイメージさせる。
5. さらに，今から1得点が上がる方法を具体的に考える（ワークシート記入）。	・よかったことを見つめ，さらに，よりよくなろうとする意欲を高める。

自分の課題は自分で解決できるんだ！

（1）今、気になること、心配していることがあれば、じっくりみつめてみよう！
・心に浮かんだことを、絵や文章にしてみよう！

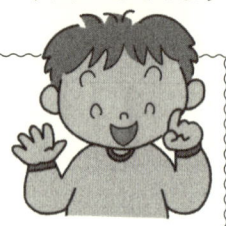

（2）今の気持ちはどのくらい？
・一番うまくいっている時を10点、一番だめな時を0点とすると、今は何点になるのかなあ？

　　　　　　　　　　　　　　　　　　　　　　　　　　　点

（3）さあ、今から新しい自分になるよ!!
・ゆっくり自分の心を見つめて、上の得点から1点だけ高くなる方法をじっくり考え、できることを一つ発見しよう。
　そして、今から、新しい自分になるために、一週間のあいだに心に決めたことをトライしてみよう。

〈自分で決心したこと〉

(4)一週間たちました。ゆっくり、振り返ってみましょう。
・一番うまくいっている時を10点、一番だめな時を0点とすると、今は何点になるのかなあ？

```
                                                        点
```

(5)この一週間で、取り組めたことはどんなことでしたか。
・もう一度、心を落ち着けて、これからは、どうするか考えてみましょう。

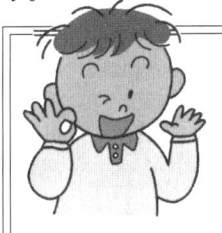

〈自分で新たに決心したこと〉

⑤自分自身が抱えている課題を冷静に見つめよう（プラス思考を）
〈授業の指導案〉
　(1) 対　象：高学年
　(2) 主題名：発想を転換し，意欲的積極的な姿勢を身につける。
〈目　的〉
・一つの場面でも，自分の考え方次第で肯定的にも否定的にもなることに気付きよりよい解課題決意欲へ結びつける。
〈方　法〉
①自分が落ち込んだり，意気消沈してしまった場面を思い出す。
②そのとき自分がどう考えて，落ち込んでしまったのか考える。
③同じ場面で，どう考えると意欲的な解決へ向かう姿勢になるか考える。
④自分勝手な考えとプラス思考との違いを比較する。
⑤今ある自分の課題をプラス思考で考えてみる。

学習活動	教師の支援
1. 自分が落ち込んだり，腹を立てたりした場面を思い出す。	・発表させながら，心情的に共感できる支援を心がける。
2. どうして，そんな気持ちになってしまったのか，自分の思考プロセスを見つめる。	・こんな時に 　→こんなふうに考えると　→こうなった　結果：腹が立つ，悲しい
3. どう考えると，今と違う結果になるのか考える。 プラス思考をすすめる。	・こんな時に 　→こう考え直すと　→こうなった　結果：おだやかに，平静
4. 自分勝手な考えとプラス思考を比較する。 ・**自分勝手な考え** ・**プラス思考**	・**自分勝手な考え**＝腹が立たない，機嫌よい。自分が成長しない ・**プラス思考**＝腹が立たない，冷静だけど自分が成長できる
5. 今，自分にある問題をプラス思考してみる。	・グループで分かち合う。

プラス思考を身につけよう！

* 自分のいやなこと、きらいなこと、ふまんなことをみんなで解決してみよう。

(1) 自分のいやなことや、ふまんなことをみんなに話してみよう。

〈こんなことがいや、きらい、ふまん〉

〈みんなからのアドバイス！　こう考えたらどう？〉

〈なるほど！？〉

(2) 今までに心配したり、ふまんに思っていたことをプラスにしてみよう！？

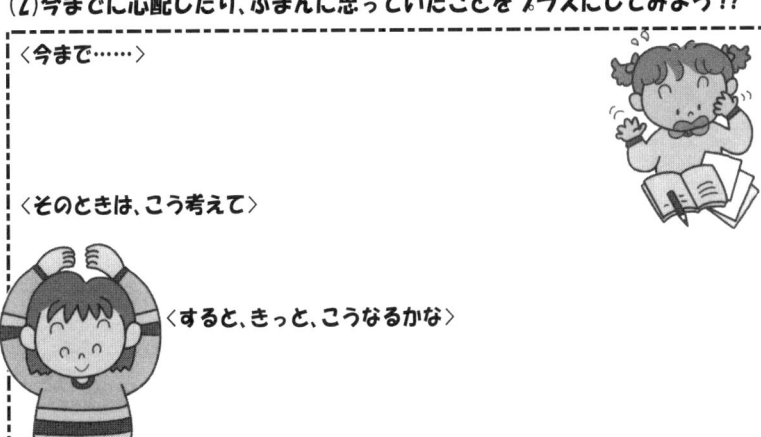

〈今まで……〉

〈そのときは、こう考えて〉

〈すると、きっと、こうなるかな〉

2. 授業の中で自尊感情を育てる

(1) 数学授業の中で

　平井（2001）はアンダーソンら（Anderson *et al.*, 1991）の自尊感情を育てる5つの原則，辰野（1992）の教師自己評価票を手がかりに調査[注1]を行い，生徒の自尊感情を高める教師の授業態度として，①「生徒とよい人間関係」，②「肯定的な評価をする」，③「生徒に自信を持たせる」の3つを最重要行為として取り出した。教師がこの3点を意識して授業を行い，生徒の自尊感情を高めようと考えた。また，自己と他者に意識を集中させ，相互尊敬や相互扶助の気持ちを育て，ひいては自尊感情を高めるために，平木（1993, 2000）を参考に表6-3に示すようなアサーション・トレーニングを中学3年1クラスを対象に期間中3回取り入れている。ここではこれらの処遇効果を次の2点について紹介する。授業者は平井である。

　第1点は，授業に入る前[注2]と単元終了後で中学生版自尊感情検査を行い，比較している。結果は表6-4に示したように，自尊感情得点が授業を介して上

注1）「自尊感情」は荒木・牧田（1992）のウエルライフ中学生活充実検査（4件法）の9項目で測定，「生徒から見た教師の授業態度（数学）」はアンダーソンら（E. Anderson et al., 1999）の自尊感情を育てる手だてと辰野(1992)の自己評価表を参考にして40項目からなる質問紙（3件法）を作成。自尊感情の高さと自尊感情育成傾向の強さとの相関関係から，強い関係のある13項目を抽出した。これらについて，教師が授業中に生徒に積極的に関われる内容を検討した。その結果生徒の自尊感情を育てるのに必要な授業態度として，「先生は，他の人に頼らず，できるだけ自分でやるようにいわれます？」「先生は授業中，あなたの言いたいことを分かってくれています？」「先生は，授業を通して，あなたがよくなっている，と認めてくださいますか？」の3点を選んだ。そこで，教師はこれらのことを意識した授業を実践することを最優先とするように心がけることとした。

注2）この中学生に対する「自尊感情調査」は，事前調査（平成12年5月18日）の半年前（平成11年12月7日）にも行われていた。それによると自尊感情の平均値は13.7で標準偏差値は5.21である。3段階による判定では高いA段階（27〜17）は10人，普通B段階（16〜9）は19人，低いC段階（8〜0）は5人であった。なお事前調査における3段階の判定では，A段階は10人，B段階は22人，C段階は2人であった。このように生徒の自尊感情得点は安定しており，一貫していることが分かる（この尺度の信頼性が高いことを示している）。約1ヶ月の実践研究後の事後調査（平成12年6月16日）では，判定はそれぞれ，11人，21人，2人となっていた。事前から事後にかけた生徒の自尊感情得点で，向上を示したのは22人，低下したのは7人，変わらなかった生徒は5人だった。このように，数学授業における教師の働きかけは生徒の自尊感情の向上に積極的な効果があったと解釈される。

表6-3 アサーション・トレーニング（平井, 2001）

授業日	指導内容	用語・記号／留意事項・準備物
5／18（木） 1限 (**1**／14)	○リレーション作り（人間関係） 「今日のグループは？」 ・誕生月，好きな色，好きな食べ物，花など	・表情を豊かにして実践する。 ・非言語で行う。 ・カード準備
6／6（火） 6限 (**7**／14)	○他者理解・自己開示 「インタビュー・ゲーム（私は，わたしよ）」 ・あなたは，どんな人ですか。	・表情を豊かにして実践する。 ・傾聴・話し方訓練など，ソーシャル・スキル・トレーニングも入れる。 ・カード準備
6／13（火） 6限 (**11**／14)	○自己理解・他者評価 「いいところ，見つけ」 ・あなたの良いところは，□□です。	・表情を豊かにして実践する。 ・今までの「傾聴・話し方訓練など」を思い出させる。 ・カード準備

（実施日の太文字は，全14時間中の時間数を表す）

表6-4 授業を介した自尊感情得点の変化（平井, 2001）

自尊感情得点	H12.5.18	H12.6.16
N (35)		
M	13.91	15.18
SD	3.62	4.33

昇していることがわかる。この上昇は統計的にも有意であることが確かめられた（両側 $t\,(33) = 2.50,\ p<.05$）。

第2点は，授業中の生徒の「表情・態度」の分析である。①事前調査をもとに，自尊感情得点の高い生徒からX男を，普通の生徒からY男を，低い生徒からZ子を観察対象生徒として抽出した。②抽出生徒1人に対して，1台のデジタル・ビデオ・カメラ（DV）を用意し，生徒の「表情・態度」がわかるようにズーム・アップし，録画した。③録画した画像を10秒ごとに区切り，対象生徒の「表情・態度」を，次の定義に従って，「＋」「－」「0」の3つに分類した。

「＋」：良い感情，意欲がある，笑うなど，授業に対して肯定的である様子（参考資料にその具体像をあげた）。

「－」：よそ見している，私語をしている，あくびをしているなど，授業に否定的な様子。

「0」：どちらでもない，判定できない。

ここでは，「トレーニングの時間」の「＋の累積」について紹介する。3人の「表情・態度」を「＋」を「1点」，「－」を「－1点」，「0」を「0」と数値化し，全150コマについてそれを累積していく。図6-1は，第3回のトレーニング期間を対象に，横軸に時間の流れのコマ数，縦軸に表情・態度の累積頻度として，対象生徒3人を比較したものである。

自尊感情得点が最も低いZ子を他の2人と比較すると，トレーニングの時間全体を通して「＋」の表情・態度が多くみられ，「＋」感情が累積的に増加していた。このことは，Z子が本トレーニングに最初から最後まで意欲的に参加していたことを意味している。普段プラスの評価を受けることがないZ子にとって，このトレーニングは自己確認，自己肯定，他者からの承認をうけるまたとない機会であったのだろう。始めから終わりまで，終始積極的に取り組んでいたことがわかる。この結果から，自尊感情トレーニングは比較的低位の自尊感情の生徒に特に効果があるように思われた。

時間帯の最初，1～60コマに着目すると，Z子とY男がプラス感情の累積が認められる。しかしこの試みは全体としては自尊感情の高いX男やY男にとって，Z子ほど強烈なものでなかったように思われる。しかしながら，この2人の累積勾配は図にみられるように，緩やかなプラスを示していたことから，また訓練効果に有意差が得られたことから，教師のまなざしや，生徒たちへの接触の仕方は繰り返されると，自尊感情の育成に効果があることが予想できた。

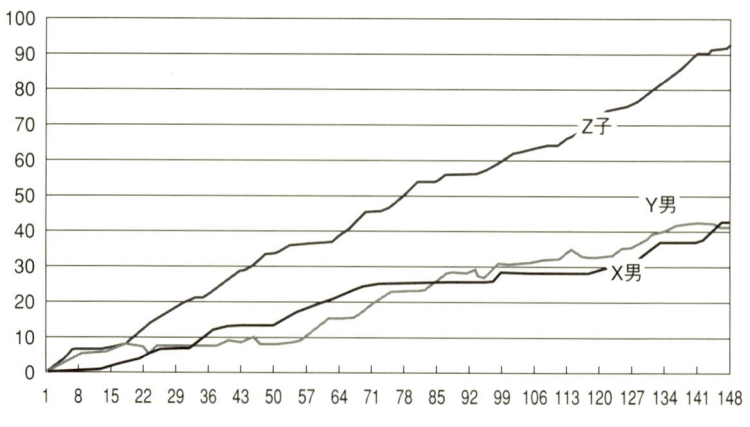

図6-1 自尊感情育成トレーニング期間における「＋」の累積状況

2. 授業の中で自尊感情を育てる　139

〈参考資料〉

　以下に「表情・態度」分析で「＋」と評定した具体的な画像をいくつか例示した。

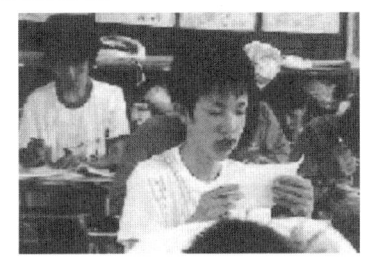

（14分10秒） 配られたエクササイズのワークシートを真剣に見ている。	（14分10秒） エクササイズの主旨説明を熱心に聞いている。
（11分20秒） ウォーミングアップで「肩たたき」をすると聞き、驚きと興味を持っている。	（13分00秒） 「肩たたき」が終わり、友だちとリラックスして笑っている。
（11分20秒） ウォーミングアップで「肩たたき」をすると聞き、少し笑っている。	（35分40秒） 本時の学習内容を教師から説明され、ノートに書こうとしている。

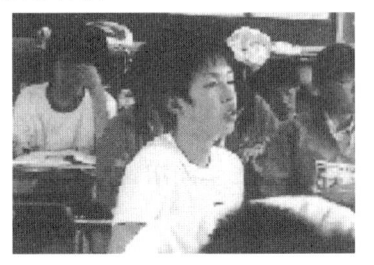

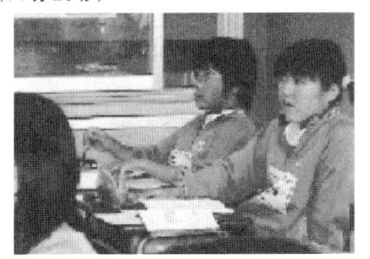

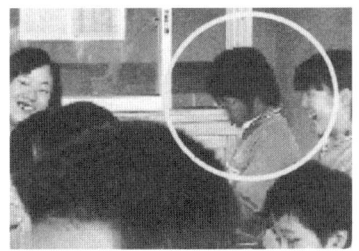

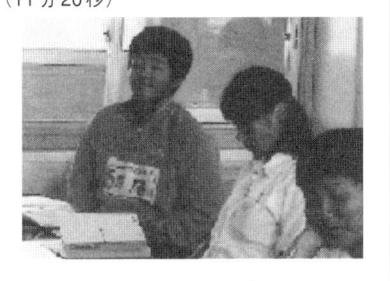

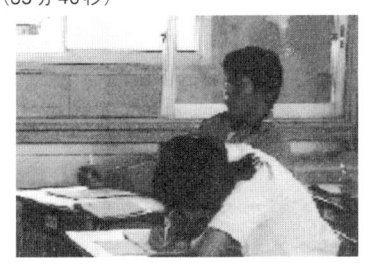

(2) 不登校の生徒への効果と今後の課題
〈不登校の生徒への効果〉

　この実践研究中に不登校の生徒が登校し，自尊感情育成のためのトレーニングを他の生徒と同じように受けている。不登校の生徒は他の生徒と同じように喜んで参加し，活動に集中していたことが印象に残ったと授業者の平井は述懐している。この生徒について特別な検討や指導はされなかったが，アサーション・トレーニングの効果は普通の生徒だけでなく，不登校の生徒の自尊感情の育成にも影響が少なからず及んだようである。このように不登校の問題解決に向けわせる基礎としてトレーニングが有効であるとの期待を持つことができるのである。

〈プロセス評価の難しさ〉

　授業の「表情・態度」分析を通して，授業者である平井は生徒の知らなかった面を数多く見つけることができたと，述べている。例えば，「この生徒はいつもしっかりしている」と思っていたら，実はそうではなかったということがある。また，その反対に「この生徒は落ち着きがなくて困った子だ」と考えていたら，実はしっかりやっているときも見られたということがあった。この実践を分析する以前はおおよそ生徒の授業態度を分かっているつもりでいた，という。数学の授業は内容が限定され，場所も限られているので，そう思っていたのかも知れないが，これは明らかに思い込みだ，と述懐している。「数学」のように教室という限られた場所と内容で生徒が行なっていることですら，教師は生徒の行動を見落としている。これから現場で本格的に始まる「総合的な学習の時間」での生徒の活動のように，自由な場所で自由に動き回る生徒のプロセスを，いったい教師は適切に評価できるのだろうか。

　今日「総合的な学習の時間」などでプロセス評価の重要性が取り上げられている。結果だけではなく，その過程をもしっかり教師が見極めて生徒を評価しないと，思いこみに基づいて大変な間違いを犯すことになろう。その意味でもこの<u>よく観る</u>という評価の視点は重要である。

〈学校だけでなく，生活全般での自尊感情育成の大切さ〉

　ここでは，学校教育の場で自尊感情の育成を考えてきたが，自尊感情は学校だけで育てられるものではない。中でも家庭教育の影響は，中学生になっても

大きいと考える。また，地域の教育力も大きなものがある。学校教育だけで，できることは限られているので，家庭や地域と協力して，自尊感情の育成について考えていく必要があろう。

〈「自分」の自尊感情から「他の人のため」の自尊感情へ〉

　自尊感情を育成するために，ここでは教師は生徒にどんな働きかけをするとよいかについて検討してきた。だが，自尊感情を高めるのは，生徒自身の自己認識をどのように高めるかという視点だけでは，不十分である。例えば，自分を大切にすることは大事なことであるが，それと共に，自分が他の人から必要とされたり，国や社会のために役立つことも考慮できる人間に育っていかなければならない。「自分が他者のために役立つ」という視点からの自尊感情育成のアプローチも今後加えていく必要があろう。

〈引用文献〉

荒木紀幸　1996　学校生活充実感の診断と指導―ウエルライフ―中学生活充実意識調査(学校内不安検査)とその解説　正進社

荒木紀幸監訳　1999　親から子へ幸せの贈りもの―自尊感情を伸ばす5つの原則　江里口，山田礼子訳　玉川大学出版部 (Anderson, E., Redman, G., & Rogers, C. 1991 *Self-Esteem for Tots to Teens. -How you can help your children feel more confident and lovable.* (2nd ed.) Parenting & Teaching Publicitations, Inc.

平井和雄　2001　自尊感情の育成を意図した教師の授業態度の研究―数学の授業を手がかりとして―　兵庫教育大学修士論文

辰野千尋　1992　授業の心理学　教育図書出版　158-159.

山田良一　1999　アサーショントレーニングとストレスマネジメント教育　冨永良喜・山中　寛編　動作とイメージによるストレスマネジメント教育　展開編　北大路書房　pp.69-79.

山田良一　2000　心の教育授業実践記録集　第2号　兵庫県立教育研修所

〈参考文献〉

平木典子　1993　アサーショントレーニング―さわやかな〈自己表現〉のために―日本・精神技術研究所

平木典子　2000　自己カウンセリングとアサーションのすすめ　金子書房

イラスト：スクールイラスト集　㈱エム・ビー・シー

アサーショントレーニング挿し絵　本間美代子　山田良一

高山　巖・吉牟田　直・吉牟田直孝(訳)　1996　自己表現トレーニング　岩崎学術出版社

幸　美砂子　1997　学校カウンセリングにおけるアサーション・トレーニングの導入と意義　兵庫教育大学修士論文

藤原忠雄　1994　リラクセーションの活用に関する研究　岡山県教育センター
兵庫県立教育研修所　1999　心の教育授業実践研究第1号　心の教育総合センター
兵庫県立教育研修所　2001　心の教育授業実践研究第3号　心の教育総合センター
山中 寛・富永良喜編　1999　ストレスマネジメント教育　基礎編　北大路書房
森田 勇　1999　包括的ストレスマネジメント教育　兵庫県立教育研修所
大野太郎・高元伊智郎・山田富美雄　2002　ストレスマネジメントテキスト　東山書房
山田良一　2002　自分自身のストレスを知る,授業づくりネットワーク8月号；自分の感情と行動を知る,9月号；自分の課題は自分で解決できる,10月号；わたしたちを支えてくれる人たちがいる,11月号　学事出版

第7章
職場における
ストレス・マネジメントの取り組み

村上千恵子

1. 職場のストレス対策

　日本人の平均寿命は女性84.9歳，男性78.1歳（2001）と世界一を誇っている。しかし，健康診断を受けた労働者の有所見率は42.9%（2000）と高く，小規模事業場では49.6%と2人に1人が健康を脅かされている。なかでも虚血性心疾患は死亡率が高く，肥満，高血圧，耐糖能異常，高脂血症が関与している。この4要因を持つ有病者は「死の四重奏」（Kaplan, 1989）と呼ばれ，30万人いると推定されている。有所見要因の多くは，生活習慣に由来しているものが多い。
　生活習慣病は，ライフ・スタイルが深いかかわりを持つ。ライフ・スタイルを改善して病気を防ぐためには，個人教育や個人の責任に負わせるだけでは限界がある。たとえば，タバコを吸ったり，酒を飲む習慣の多い職場では，それらを止めることは仲間意識をそこねることにもなりかねない。そこで，職場や社会がタバコの害を理解して，禁煙場所を限定するなど制限を設けないと，習慣を止めようと決心する人がいても止められないままとなる。生活習慣の改善には，社会や文化，経済的・政策的要因も影響力を持つ。
　グリーンとクロイター（Green & Kreuter, 1991）は，健康教育を実施する場合も，健康的なライフ・スタイルを個人が自発的にとれるよう支援する活動と，環境面からの支援を重視した。以下では，日本における職場のストレス対策に焦点を絞って，個人と環境面からの取り組みを紹介し，今後の問題を考察

する。

(1) 一次予防が重視される背景

　コンピュータによる技術革新や情報化,経済の国際化によって競争が激化し,日本では不況が長期化した。経営者は経営の効率化を進めて,リストラクチャリングを進めざるをえない状況にある。完全失業率は5.5％（2002）を上回り,1993年の2.5％に比べて2倍を上回っている。年功序列の終身雇用を見直して,契約社員や派遣社員・パートタイムの社員に置き換える職場も増加している。このような労働環境の変化に伴って,労働者には高度な知識と技能も要求されるようになった。個人も組織も自己変革と研鑽を求められ,評価される時代を迎えている。

　従来,職場におけるメンタル・ヘルス・ケアは,うつ病や神経症で仕事ができなくなった不適応者を早期に発見する二次予防と,疾病の管理や復職者の支援を行う三次予防までの取り組みが多かった。

　旧労働省が5年ごとに実施している調査（1997）で,仕事や職業生活で強い不安,悩み,ストレスを感じている労働者は62.8％に達していた（調査対象約1万6000人,労働大臣官房制作調査部,1998）。1987年に比べて7.8％上昇し,悪化していることがわかった。職場の人間関係の問題（46.2％）が最も多く,次いで仕事の質（33.5％）と仕事の量（33.3％）で問題を抱えていた。1987年と比較すると,職場の人間関係は5.4％減少していたが,仕事の質・量問題は合計して11.4％増加していた。労働者に求められる仕事内容が,主観的レベルでもストレスになっていた。

　1998年,日本の自殺者は3万2863人と,前年よりも8472人急増し過去最高になった。その後も3万人代で推移し,交通事故死の3.5倍になっている。15～64歳の生産人口から主要死因別死亡数をみると,自殺は悪性新生物に次いで2位となった。労働者の精神障害や自殺に対して,労災認定を求める請求も増えた。民事訴訟では事業場側に労働者の健康や安全に対する配慮が欠けていたとして,遺族が勝訴するケースも増加している。

　従来,精神障害は労働環境よりも個人的要因が重視されていた。旧労働省は1999年,「心理的付加による精神障害等に係わる業務上外の判断指針」を発表

した。この判断指針に基づいて，心理的負荷を業務によるもの，業務以外によるもの，個体側要因に分けて評価を行い，精神障害の発病との関連性を総合的に判断するようになった。それによると，業務による心理的負荷からうつ病や重度のストレス反応が出現した場合，自殺を思いとどまる抑制力が阻害されたとして，業務による起因性が認められるようになった。

2000年，旧労働省は「事業場における労働者の心の健康づくりのための指針」を発表し，職場全体でストレスを予防する一次予防を重視した政策に転換した。その背景には，このような労働環境の急激な変化に伴って，①労働者の健康観が著しく低下し，②54歳までの生産人口で自殺が1位か2位を占めるようになったことがある。調査研究によって，③事業場全体で心の健康作りに取り組むことが，職場の活性化につながると認識されたことにもよる。労働者の心の健康を図るためには，事業者がメンタル・ヘルス・ケアを積極的に進めること，組織的・計画的な対策を行うことが大きな役割を果たす（第2節（2）「メンタル・ヘルス対策の進め方」参照）。

(2) 職業性ストレスの原因

仕事でストレスを受けて疲れたとしても，一晩眠れば翌日には大方の疲労はとれる。仕事量が多い時は同僚にも仕事を分担してもらえば，仕事のストレスは一時的か軽度な状態に留まる。ストレスは困難な状況を乗り越えた人には，満足感と成長をもたらす。その一方で，強すぎたり継続するストレスによって，健康を害したり，治療を必要とするようにもなる。

職場でストレスを受けても，それがストレス反応として表れるには，①性格や性，年齢，本人がストレスに適切な対処行動がとれるかなどの個人的要因，②家庭など仕事以外でトラブルを抱えているかなど仕事外の要因，③職場の上司や同僚，家族のサポートが得られるかなどの緩衝要因が影響する。

仕事上，職業性ストレスの原因となる主な要因には，①作業内容および方法，②職場の組織体制，③職場の物理的・化学的環境がある（川上・原谷, 1999）。

作業内容・方法によるストレス要因には，仕事の負荷が大き過ぎたり長時間労働の場合と，反対に仕事の負荷が少な過ぎたり単純作業ばかりの場合もある。労働者に自由度や裁量権がほとんど与えられないとか，仕事上の役割や責任が

不明確,労働者の技術や技能が活用されない場合にもストレスがたまりやすい。

職場の組織体制がストレスを生み出す要因には,上司や同僚から支援が得られないとか,相互交流がない組織や,職場の意思決定に参加する機会がない,昇進や将来の技術・知識の獲得について情報がない場合などがある。

労働者が重金属や有機溶剤などに暴露し,換気・照明・騒音・温熱など物理的・化学的に問題のある環境や,作業レイアウトや人間工学的環境が適切でない職場でもストレスが増加しやすい。

(3) 職業性ストレスの判定と対策

作業内容・方法と,職場の組織体制の2つの要因は,職域を問わず職場のストレスとなって健康に影響する。そこで職業性ストレスを簡単に測定できるように,カラセック(Karasek, 1985)のJob Content Questionnaire(JCQ)や米国国立職業安全保健研究所(NIOSH)の職業性ストレス調査票などを参考に「仕事のストレス判定図」(図7-1;労働省,2000)が作成された。

「仕事のストレス判定図」では,職場のストレスを,①仕事の量的負担,②仕事のコントロール(労働者の自由度や裁量権),③職場における上司や同僚の支援(職場の人間関係)から測定する。たとえば,仕事量が多い場合でも,自分で時間を自由に配分できる場合と,できない場合ではストレスの感じ方が異なる。職場の上司や同僚が支援してくれなかったり,相互交流が減ると,ストレスを強く感じて心身の不調を来したり,健康を害しやすくなる。

職場で労働者の疲労感や自覚症状の訴え,疾病による休業日数が増加した場合は,作業環境や作業方法,組織体制などを観察・調査して,合意のもとで「仕事の判定図」を実施する。ストレス要因をリスト・アップし,ストレスの大きいところから改善計画を立てて実行するとよい。

3交替勤務の従業員約2000名の電機メーカーでは,仕事の量的負担とコントロールが低い要因がストレスになっていた。労働組合との合意のもとで,12時間労働で2交替に変更して仮眠時間を設けた。交代勤務の引き継ぎにも時間がとれるようになり,疾病による休業日数が0.4日減少した(川上・赤地,2000)。ストレス対策に費やした費用は,旧労働省が行ったモデル事業を総合

1. 職場のストレス対策　147

すると1人当たり500～700円と，かなり安価に実施できることがわかった（労働省，2000）。

「仕事の判定図」は12の質問で簡単に判定でき，ストレスの大きさを2.5万

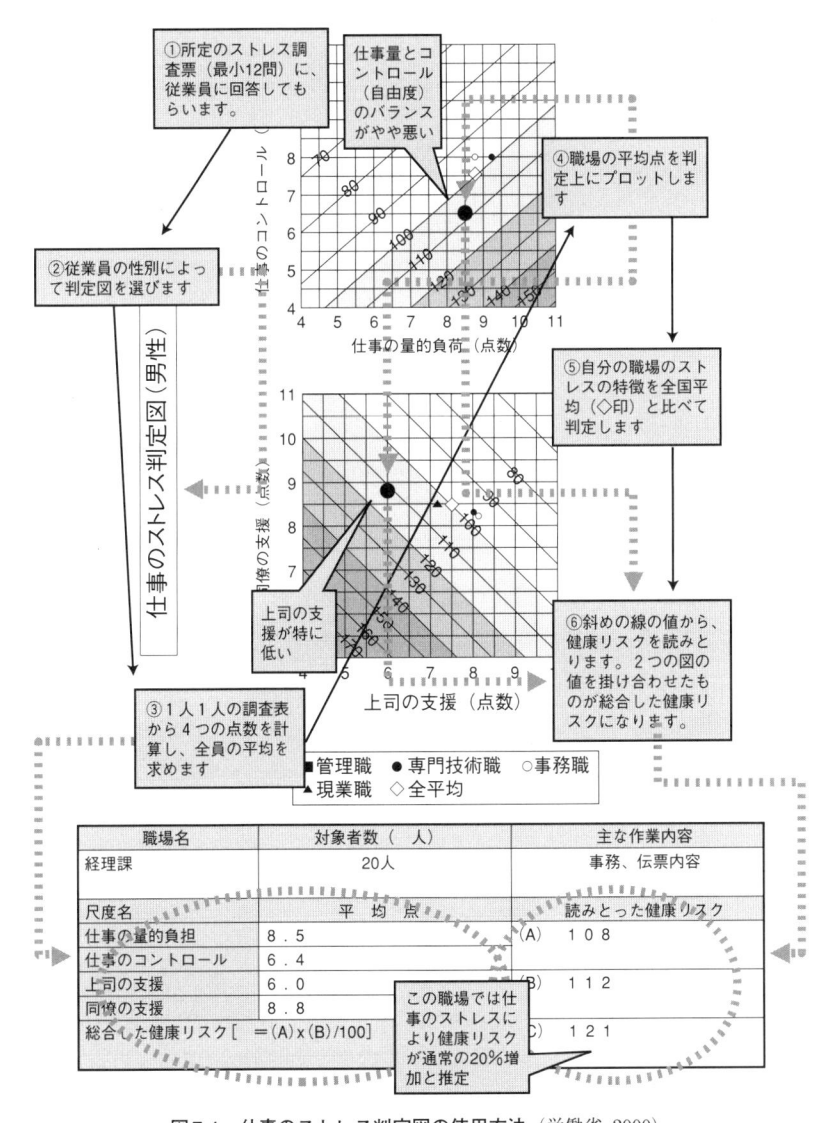

図7-1　仕事のストレス判定図の使用方法（労働省，2000）

人の労働者の平均と比較できる点に特徴がある。職場や作業グループなどの集団に実施して平均点を算出すると，仕事上のストレス要因が把握でき，健康への影響を推定できる。100のラインより数字が大きいと，平均以上に職場にストレスがあることがわかる。

図7-1の職場では，仕事量が多く自由度が少ないこと，同僚の支援は得られても上司の支援が特に少ないことがわかる。仕事のストレスから，健康リスクが20％増加していると推測される。上司と部下との間でミーティングをもって仕事内容を確認したり，ノミ（飲み）ニケーションが必要かもしれない。このように判定図からストレス要因を検知して，日頃の印象と一致しているか確認しながら対策を講じることができる。実施する場合は職場で合意を得ること，建前で回答しないことが必要となる。

なお，個人的に心の健康状態を知りたい場合は，郵送で安価に受けられる心理テストに，MINI-124性格検査（124項目；村上，1996），MINI性格検査（240項目；村上，1993），主要5因子性格検査（70項目；村上・村上，1999）がある。コンピュータで解釈とアドバイスが出力される。定期的に心の健康診断を受ける人も増加している。

(4) 職業性ストレスの健康への影響と経済的損失

職業性ストレスの健康への影響には，①身体疾患，②精神疾患，③事故，④その他に分けられる。川上・原谷（1999）を参考に紹介する。

①職業性ストレスと関連の深い身体疾患の1つとして，循環器疾患がある。仕事の要求度が高く，仕事のコントロールが低い高ストレス群で，心筋梗塞の危険度が1.3～4倍高かった。高ストレス群に職場の支援が低い要因が加わると，2～7倍になった。男性の虚血性心疾患だけで日本における損失額を推定すると，年間医療費では118億円，休業130億円，死亡291億円，合計539億円と推定されている。

②精神疾患で目立つものには，うつ病がある。職場の人間関係に問題を抱えている人は5倍，仕事が自分に合わないと不適性感を持つ人は14倍うつ病になりやすかった。仕事の要求度が高くても，上司や同僚の支援があればうつ病になりにくい。うつ病の要因には失職，降格や昇進，勤務形態の変化などの出

来事も関連しやすい。このほか，仕事で心理的負担を感じている人は，精神科を受診する割合が1.4～2.3倍高い。職業性ストレスと精神的訴えは，性格の影響を除いてもみられる点に特徴がある。

③職業性ストレスと関連した事故や災害では，管理職に対する満足度が低い人や，同僚の支援の低い人で2.5～2.7倍仕事上の事故が増加した。

④その他では，職業性ストレスの高い人は飲酒量が増え，禁煙しにくく，運動習慣がない傾向にある。家庭生活や余暇活動の満足度も低下していた。

2. メンタル・ヘルス対策

(1) 日本におけるメンタル・ヘルス対策

日本におけるメンタル・ヘルス対策は，戦後旧労働省による改正を伴いながら実施されてきた。1972年に制定された労働安全衛生法は，快適な職場環境と労働条件の改善を通じて，勤労者の安全と健康を確保することを目的とした。1988年，THP（Total Health Promotion）の理念のもとに改正され，若い年代から心身両面の健康保持増進を推進するとした。1992年には，疲労やストレスに対応するために快適職場環境の実現を目指した。そして，「労働の場におけるストレス及びその健康影響に関する研究」（労働省, 2000）の成果を踏まえて，「事業場における労働者の心の健康づくりのための指針」を発表した。研究の結果，職場では勤労者の力だけでは取り除けないストレス要因が存在することを初めて認めた。

2000年の指針に含まれるメンタル・ヘルス対策には，次のような意義と目的がある。抑うつ状態や疲労感，不眠などが進んで心の健康が害されると，作業効率が低下したり，長期間休業を要する事態が発生する。これは本人1人に留まらず，他の人にも負担となって波及するので，企業活動のリスクとなる。メンタル・ヘルス対策を行うことは，業務上の精神障害やそれによる自殺を未然に防ぐ効果があるだけではない。心の健康に配慮すると，労働者は仕事にやりがいを感じ，その時に創造性が発揮される。これが労働の質を向上させ，職場の生産性を向上させる。メンタル・ヘルス対策はまた，労働安全衛生法に基づく活動でもある（第1節(1)「一次予防が重視される背景」参照）。事業者

がメンタル・ヘルス・ケアを積極的に推進し，組織的・計画的対策を実行すれば，勤労者の心の健康を保持し，増進を図ることが可能になる。

(2) メンタル・ヘルス対策の進め方

　職場内のメンタル・ヘルス対策は，①セルフ・ケア（労働者が自ら行うストレスへの気づきと対処），②ラインによるケア（管理監督者が行う職場環境などの改善と相談への対応），③職場内産業保健スタッフなどによるケア（産業医・産業保健婦・産業看護婦などによる専門的ケア），④職場外資源によるケア（職場外の専門機関によるケア）に分けられる。

　セルフ・ケアは，労働者にメンタル・ヘルス教育や研修をしたり，情報を提供するとともに，労働者が進んで相談できる環境を整備することである。ストレッサーを軽減するだけでなく，セルフ・コントロールができるように心身への気づきやリラクセーションを教えると，ストレス耐性を向上させられる。たとえば，筋肉の緊張が過剰になると，肩が凝りやすい。肩こりは心身や人間関係の状態を反映しやすい。自分にフィード・バックする習慣をつけると，心身の変調に一早く気づくことができるようになる。リラクセーションは自律訓練法やジェイコブソンの筋弛緩法があるが，フォーカシングの一部を利用した方法も簡単で効果がある（村上，2000，2001b）。その他，カーンとアントヌッチ（Kahn & Antonucci, 1980）のサポート集団（護送団・コンボイ）の円形図を使って，自分をサポートしてくれる家族や友人など，人間関係の資源を見直しておくのも参考になる。趣味を持つなど一般的なストレス対処法や，ライフ・サイクルの段階ごとに生じやすい発達課題を知ることも予防的役割を果たすだろう。

　ラインによるケアは，管理監督者が作業環境，作業方法，労働時間など職場環境について，問題点を具体的に把握・評価して，過重なストレスがあれば改善に努める。部下には普段から声をかけてコミュニケーションするように心がけたり，自主的に相談しやすい関係を作っておく。精神的不調者や強いストレス状態にある部下を早期に見つけて話を聴き，必要に応じて職場内の産業保健スタッフや人事労務課など，関連部署と連携を取って適切な対応を行う。

　職場内産業保健スタッフは事業場の規模にもよるが，産業医，産業保健婦・

産業看護婦の産業看護職者，衛生管理者，人事労務担当者，心理職者，精神科医から構成される。産業保健スタッフは，健康診断，健康相談，職場巡視などを通して，職場内のストレス要因を評価し，管理監督者と協力して改善に努める役割がある。精神不調者やストレスの強い人を発見して介入したり，労働者本人や職制からの相談に応じる。事業場外の専門機関と連携して，労働者に適した専門機関を紹介することもある。労働者が職場復帰する場合や，職場適応を必要とする場合には，指導したり支援を行う。労働者や管理監督者の教育・研修にも携わる。事業者は産業保健スタッフのレベルを向上させるために，産業保健スタッフに外部で行われる専門教育や研修の機会を提供することも重要となる。

事業場外の専門機関には，図7-2に掲載した機関がある。多くはEAP（Employee Assistance Program，従業員支援プログラム）の専門機関である。EAPサービス機関は，最初アメリカで作られた。労働者のアルコール依存症を治して，職場復帰させた方が企業の収益性に貢献することが裏づけられたからである。この機関の特徴は，精神的な病気から出発するのではなく，仕事の成果が上がらないなど生産性の障害になる状況を取り除くために，事業者のニーズから行われる。主としてメンタル・ヘルスに関する支援を行うが，夫婦関係や経済・法律問題を含む場合もある。アメリカでは1万2000社以上のEAPサービス機関があり，大手企業500社の95％以上が利用している。外部や内部のEAPサービス機関と提携して利用する。

日本におけるEAPの公的機関には，産業保健推進センター，地域産業保健センター，労災病院，電機連合の心の相談センターなどがあるが，ジャパンEAPシステムズなど特定の事業場と契約している私的機関も増加しつつある。1999年には日本EAP協会が設立された（日本産業精神保健学会, 2000）。

なお，メンタル・ヘルス・ケア対策を進めるにあたっては，労働者のプライバシーに配慮する必要がある。精神障害をもつ人は，健康問題以外の観点から評価や誤解を生みやすい。心の健康は人事異動，職場配置，職場の組織など，人事労務管理とも密接に関係して生じやすい。また，職場外の家庭や個人生活，性格上の要因なども複雑に影響してくるからである。

152　第7章　職場におけるストレス・マネジメントの取り組み

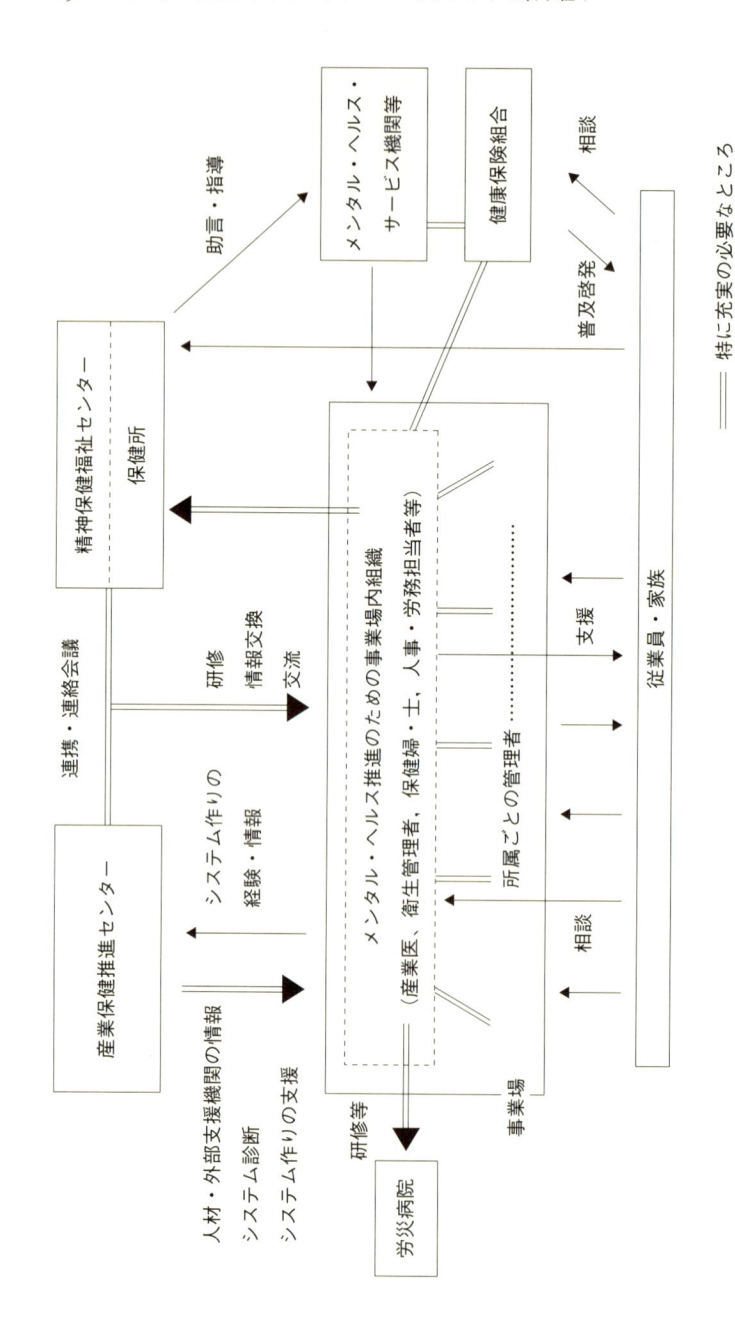

図7-2　大規模事業場におけるメンタル・ヘルス・システム（労働省，2000）

3. 職場におけるストレス・マネジメントの実際

　職場でストレス・マネジメントを実施する方法は，すでに多くの書物で紹介されている（白倉ら，1997；フィスメック，2000）。ここでは，職場の人間関係を改善させる方法として管理監督者などに実施されることの多いアクティブ・リスニング（積極的傾聴法，以下ALと略す。）と，他者と協調しながら自己表現するアサーション・トレーニングに絞って紹介する。ALは専門家のいない職場でも実施できる方法である。アサーション・トレーニングは心理職の専門家を必要とするが，人間関係の持ち方を振り返ったり，異なった職制・職種・職場の人たちの仲間作りにも役立つだろう。

(1) アクティブ・リスニング
　アクティブ・リスニングはロジャーズ（Rogers, C.R.）が提唱した話の聴き方で，人間を尊重する態度で相手の話を聴くことである。①共感的理解，②無条件の肯定的関心，③自己一致した聴き方を特徴とする。ALはカウンセラーとクライエントの間だけに必要なものではなく，職場の人間関係を改善させる方法の1つとしても有望視されている（三島ら，2002）。

　聴き手が3つの態度で話し手の話を徹底して聴いていると，話し手は自分をより深く理解できるようになってくる。自信を取り戻したり，別の考え方が生まれて，問題を自分で解決できることもある。聴き手は，話し手にとっては鏡のような役割を果している。

　職場でALを取り入れる目的は，管理職者が部下の状態を把握しやすくする点にある。また，管理職者が部下の話を聴く姿勢を示すと，他の人も相手の話を聴こうとする態度が生まれ，職場の雰囲気が変化することが多い。したがって，ALは管理職者だけに限定する必要はない。

①アクティブ・リスニングの効果
　産業界でAL研修が注目されるようになったのは，1988年に労働安全衛生法の一部が改正され，THPのもとに労働者の健康保持増進を進める方針がとら

れてからである。さらに，(財) 日本産業カウンセラー協会 (JICA) が組織化され，産業カウンセラーの資格を厚生労働省が認定するようになった。JICAは傾聴の基本となる人間尊重の態度に基づくアプローチに力を入れて，産業カウンセラーを養成している。

池見ら (1992) は従業員 (1661名) の精神状態を測定したところ，上司の人間尊重の態度が高いと認知した従業員は，疲労が少なく精神状態が安定していたが，逆の場合は，従業員は疲労が多く，うつや不安が高かった。管理監督者に傾聴の態度が養われると，部下との関係が改善されるだけでなく，職場全体の対人関係が和んで，ストレッサーが低下する。それにより上司と部下，同僚の間のサポート体制が強化され，精神健康度が増すと推定されている（三島ら, 2002）。

久保田ら (2000a, b) は，管理監督者を対象とした5日間のAL研修の効果を，20項目2尺度から構成される積極的傾聴態度評価尺度 (Active Listening Attitude Scale：ALAS, 短縮版) で測定したところ，傾聴の態度は1ヵ月後に，聴き方は半年後に有意に改善していた。池見ら (Ikemi et al., 2000) も同様の傾向を報告している。村上 (2003) は保育士 (100名) を対象とした5時間のAL研修の最初と最後にALASを実施して比較したところ，2尺度の得点とも一般人から治療者のレベルへと有意に上昇していた。

以下は，村上 (2001a, 2002a, b) の体験的アクティブ・リスニング（初心者コース）を紹介する。久保田ら (2001) の発見体験学習と類似しているが，構成的グループ・エンカウンターを導入している点などが異なっている。なお，中級者コース（村上, 2002a, b）は，中堅の管理監督者や相談業務の多い職種向けに，問題の要約と感情の明確化のエクササイズを取り入れている。

②体験的アクティブ・リスニング（初心者コース）

ALは産業カウンセラー，臨床心理士，健康心理士など指導できる専門家がいることが望ましい。専門家（トレーナー）がいない場合でも，AL経験者を中心に体験学習しながら習得することもできる。

準備段階　参加者を20〜30人位集める。参加者の構成は同じ役職者同士でも，異なっていても構わない。椅子，タイマー，名札，メモ用紙，ホワイト

ボードを準備する。職場の人間関係でどんなかかわり方が大切なのかを，体験しながら発見することを研修の目的とする。

導入の仕方　トレーナーは，参加者に同意を得ながら進める。なるべく知らない者同士で，2人1組になって座ってもらう。参加者には守秘義務を守ること，自己表現したり，意見を言うことの大切さを伝える。

「この場のことは，この場限りにしてください。お茶のみ話にしないということです。ここで話した秘密は守られるので，安心して，今，ここの気持ちを表現してください。ただし，言いたくないことは無理に話さなくても構いません。話したくないとか，ちょっと言えないと言ってください。自分のことを率直に話すことで，気持ち良い関係が生まれるかもしれません」そして，以下のエクササイズを行うことを伝え，了解を求める。

自己紹介・他者紹介のエクササイズ　2人1組で話し手と聴き手に分かれて，1人5分ずつ自己紹介する。メモを取らないで，相手の話を聴く。双方の自己紹介が終わると，もう1組と組んで4人で1つのグループを作る。自分の相手を1分間で，他の人に紹介する。忘れたことは，相手に聞きながら紹介すればよいと伝える。このエクササイズを終えると，少しほっとして自分のことを話せる関係が生まれる。疎遠で関係のなかった間柄を溶かすアイス・ブレーキングである。浅い段階だが，安心して自己開示できる関係が芽生えてくる。

アクティブ・リスニングのエクササイズ　4人1組のまま，話し手，聴き手，観察役（2人）に分かれる。エクササイズは話し手1人に10分から15分，記録に3分位，振り返り（シェアリング）に10分位を予定する。振り返りは聴き手，観察役，話し手の順に報告する。テーマはあらかじめ準備したり，参加者から募るのもよい。ちょっと困っていること，趣味など深刻な内容である必要はない。管理者同士の場合は，上司にわかってほしかった経験を語るテーマも参考になる。

トレーナーは「研修の目的は，話し手がよく話してくれるためには，聴き手にはどんな要素や条件が必要かを考えたり，発見することです。聴き手は，話し手が進んで話せるように工夫してください」と言って，役割に応じたルールと要点を伝える。

聴き手は，①質問をなるべく最低限にする，②話し手にアドバイスをしない，

③話し手から聞かれた質問だけ簡単に答える，④話し手が話し終わったら，話を要約して伝える．

　観察役は，①聴き手の良いところを探す，②聴き手のどのような対応が話し手の話を促進させたかを観察する，③聴き手のどのような対応が話し手の話を停滞させたり，妨げたかを観察する．聴き手のアラを探すよりも，良いところを積極的に探してほしいと伝える．

　話し手はセッション終了後，①自分が話そうとしたことが，わかってもらえたかどうかを伝える，②聴き手のどんな対応で話しやすくなったかを伝える，③聴き手のどんな対応で躊躇したり，困惑したことがあったかを伝える．

　トレーナーは各セッションごとに，記録と振り返りが終わったら，参加者に気づいたことを表現してもらう．話の内容や，話し手の変化，声の調子や仕草など，参加者が気づいたことを表現するように促す．トレーナーはそれを快く受け止め，誉めていくと，参加者の意欲が高まってくる．参加者の発言を繰り返したり，要約するとよい．「あー，そうですね」「……ということですね」「……こういうことで，いいですか？」などである．参加者から聴き方のコツが出てきにくい場合は，参加者に「私はどんな聴き方をしていましたか？」と質問する．傾聴のモデルが，すでにあることが参加者に意識される．

　ユーモアを言ったり，笑いを誘うことがあれば，研修は段々盛り上がってくるが，無理におもしろくする必要はない．話しを聴いてもらうことで，どんな変化が生まれたかを内省してもらうと，傾聴の効果が意識される．発言をホワイトボードに書くと，参加者が発見した傾聴の態度や技法が増えていく．傾聴が苦手な人も，上手な人を模倣するうちに，短時間で傾聴のコツが飲み込める．役割を交替して，次のセッションに進む．

　最後に，以下のことを伝える．「今日は皆さんで力を合わせて傾聴のコツを発見しました．ご自分が苦手なところがあったかもしれません．苦手なところがあれば1つか2つ意識して，まず1週間位練習してください．会社でもいいし，家庭でも，スナックでも構いません．話し方を工夫しながら聴いてみると，相手は今までとは違った話をしてくれるかもしれません．友達やパートナーとの関係が，もう少し良くなることがあるかもしれません．欲張らないで，とりあえず1つか2つ練習してください．部下の異変に気づいても，部下の

話をじっくり聴くことに役立つはずです。今日の研修で話を聴く大切さや，人の話を聴こうとする姿勢が，部下との関係作りに大切だということを実感してもらえれば十分です」。

③アクティブ・リスニングの要素と注意点

体験的ALで参加者から出てくる要素には，話しやすくなる聴き手の要素と，話が止まる聴き手の要素に分けられる。

話しやすくなる聴き手の要素には，以下のものがある。①話しやすい位置を考える。②話し手が相づちをうって，聴いていることを表す。「ほーっ」「そうですか」「なるほど」など。③聴き手の表情や話の内容に共感する。④具体的な説明を求めると，問題が明らかになることが多い。「たとえば……」「と，言うと」「どのように？」「誰と？」など。⑤話を促したり，広げる質問をする。「他には？」「それから？」など。⑥話し手が話そうとする気持ちや，キーワードを繰り返す。⑦話を整理したり，要約する。⑧時には自己開示も効果がある。

話が止まる聴き手の要素には，以下のものがある。①聴き手に時間や気持ちのゆとりのない場合。②話に関心のない態度で聴く。③守秘義務が守れないと思われる人には，本心を打ち明けない。④聴き手が結論を急ぎすぎる。⑤聴き手が自分の意見を言いすぎる。⑥話し手の発言を批評する。⑦話し手が沈黙して考えている時に，あせって余計なことを言ってしまう。

体験的ALの注意点をあげる。①1回の研修で，上手な聴き方の結論を出そうとしない。②傾聴するのは，余裕がある時に行う。③職場でいつも積極的傾聴をしなければならないわけではない。④積極的傾聴は，各自が職場で工夫して使う。⑤2回目以降の研修会に成果を持ち寄って，上手くできたところを報告し合う。⑥自分の手に負えない難しいケースは，早めに専門家に相談する。

(2) アサーション・トレーニング

アサーション・トレーニング（自己主張トレーニング）は，誰もが自分を主張する権利があるというヒューマニスティックな人間観を根底において，人間関係を促進するトレーニングである。集団の中で自分も相手も尊重しながら，

お互いが望む結果を最大限得られるふるまい方を身につける。以下に，その成り立ちと方法を簡単に紹介する。

①アサーション・トレーニングの成り立ち

1950年前後からアメリカの行動療法家が開発した援助プログラムに端を発している。不安反応は，それを部分的にでも抑制する拮抗反応を起こすと，不安を誘発する刺激と不安反応との結びつきを弱めることができる。この不安を制止する反応がアサーティブ行動である。対人場面でアサーティブ行動がとれるようになると，不安や緊張などの神経症状が改善されることがわかった。アサーション・トレーニングは，人間を健康的で自己実現する存在として積極的にとらえたマスロー（Maslow, A.H.）やロジャーズらの人間性心理学の影響も受けた。さらに，悩んでいる人の思い込みや非合理な信念を見つけて，事実に即した合理的な信念に変えて自己説得する論理療法の視点が導入された（菅沼，2002）。

1950年代から1960年代にアメリカで起きた人種差別撤廃を求める公民権運動や，女性解放運動の影響を受けて，誰もが自己主張する権利があると合意されるようになった（Alberti & Emmons, 1990）。自己主張して自尊心が高まれば，相手を受容したり尊敬する余裕が生まれ，相互に理解を深めながら問題解決できるようになる。アサーション・トレーニングは治療技法だけでなく，学校教育や社会教育，企業研修など人間性を回復する教育にも利用されている。その背景には，国際化や高度情報化社会，男女平等の共生社会，ストレス社会の影響が考えられる。

②アサーション・トレーニングの実施法と影響

村上（2002c）がある県の産業看護職者の人間関係作りを援助する目的で，産業保健推進センターで行ったアサーション・トレーニング研修をもとに紹介する。歯科衛生士などにも実施した。孤立していた医療従事者間の仲間づくりや，産業保健の取り組みの活性化，燃え尽き症候群の防止などに役に立っている。

研修の構成は3つからなる。①構成的グループ・エンカウンターの方法を

利用して安心して自己開示できる関係を作り，ロール・プレイへの導入とする。②アサーション行動の理解，心理テストによるアサーティブ行動の測定，練習問題などを通して非論理的考え方の見直しを行う。ロール・プレイ実施前の先行要因となる。③ロール・プレイを始める前に，自己契約シートを使って自分に責任を持ってロール・プレイに参加することを参加者に明確にさせる。その後，非アサーティブ行動を課題として，アサーティブに変化するためにロール・プレイを通して問題を具体的に解決していく。研修の構成は，目的や時間の関係で適宜変更すればよい。

ロール・プレイ　　参加者13名で行った一例を紹介する。主役は姑と同居している人だった。共働きなので休日に子どもと遊んでやりたいと思うが，姑の手伝いもしたい葛藤を抱えていた。小学生の子どもと遊びたい気持ちを姑に言う課題を設定して，ロール・プレイを行った。相手役に姑，夫，子どもの3人を選んだ。最初はいつもどおりふるまった。そうしたところ，相手役やフロア（ロール・プレイを見学する参加者で，主役に肯定的フィードバックを行う役）から，主役は姑に十分良くしていると言われた。姑からも子どもと遊ぶように提案が出された。次に，アサーティブに行動するロール・プレイを行った。姑に子どもと遊びたい気持ちをはっきり伝えたところ，姑からも承諾が得られ，子どもと遊べるようになった。主役は，結婚して初めて姑に自分のしたいことを伝えられたと，感激して涙を浮かべた。満足度は0点から80点まで急上昇した。主役は急激にアサーティブ行動がとれたので，不安になり，アンカーリングの言葉（アサーティブ行動を強化する言葉で，多くは主役が他の人に励ましたり，誉めてほしい言葉を自分で選ぶ）を躊躇した。そこでトレーナーは主役に，「これからは，私は姑に自分の気持ちを言います」とフロア1人ずつに宣言させ，激励の言葉をもらった。参加者達も涙を流して喜びあった。

研修の影響　　この研修は参加者26名を2グループに分けて行った。①と②をまとめて行い，1ヵ月後の2回目にロール・プレイ（③）を導入した。1回目のアンケートは大変満足が20％，やや満足が60％，普通が20％だった。2回目では大変満足が62％，やや満足が38％で，満足度が上昇した。研修後，仲間ができて仕事のつらさが減ったり，やる気の出た人が増加した。職場で長年居眠りをして注意を受けていた人は，2度目の研修会翌日から居眠りがなく

なり，積極的に仕事をするようになった。家族関係の緊張がほぐれて，子どものチックが4ヵ月後には治った人もいた。この研修会をきっかけに，参加者たちが親しく交流し始めるようになり，先輩が若手の面倒をみるようになった。従業員の相談が増加し，看護職者としての実績を上司から認められる人も増えた。参加者を中心として，フォーカシングとブリーフ・セラピーの研修会が発足し，県内の産業看護職者がまとまって活動する動きがみられるようになった。

〈引用文献〉

Alberti, R.E., & Emmons, M.L. 1990 *Your perfect right: professional edition.* San Luis Obispo, CA: Impact Press. (菅沼憲治訳 1994 自己主張トレーニング 東京図書)

フィスメック(制作) 2000 職場の健康管理指導者のためのメンタルヘルス研修マニュアル— 健康保険組合連合会(保険部健康開発課)

Green, L.W. & Kreuter, M.W. 1991 *Health promotion planning, an educational and environmental approach.* Mayfield Publishing.

原谷隆史・川上憲人・荒記俊一 1993 日本版NIOSH職業性ストレス調査票の信頼性および妥当性 産業医学, **35**(臨時増刊), S214.

Hurrell, J.J. & McLaney, M.A. 1988 Exposure to job stress -A new psychometric instrument. *Scandinavian Journal of Work, Environment & Health,* **14**, pp.27-28.

池見 陽・久保田進也・野田悦子・富田小百合・林田義朗 1992 産業メンタル・ヘルスにおけるパーソン・センタード・アプローチの研究と実践 産業医学, **34**, pp.18-29.

Ikemi, A., Ryback, D., Kubota, S., Noda, E., Takehara, H., Kunisada, T., Doi, A., Hirobe, H., Mishima, N., & Nagata, S. 2000 Person-centered approaches to corporate mental health and EQ promotion in Japan. *Kobe Colleges Studies,* **47**, 2(No.138), pp.259-273.

Kahn, R.L. & Antonucci, T.C. 1980 Convoys over the life course:Attachment roles and social support. In Baltes, P.B. & Brim, O.(Eds.), *Life-span development and behavior.* New York: Academic Press.

Kaplan, N.M. 1989 The deadly quartet. *Archives of Internal Medicine,* **149**(7), pp.1514-1520.

Karasek, R. 1985 *Job content questionnaire: User's guide.* Department of Work Environment, University of Massachusetts at Lowell: Lowell.

川上憲人・赤地和範 2000 職場環境および個人向けの複合的ストレス対策のモデル事業 労働省「作業関連疾患の予防に関する研究」研究班 労働の場におけるストレス及びその健康影響に関する研究報告書 東京医科大学衛生学公衆衛生学教室 pp.95-103.

川上憲人・原谷隆史　1999　職業性ストレスの健康影響　産業医学ジャーナル, **22**, pp.51-55.

久保田進也・三島徳雄・池見　陽・永田頌史　1998　管理職者に対する積極的傾聴法の有効性の検討　産業ストレス研究, **6**, pp.93-98.

久保田進也・三島徳雄・池見　陽・永田頌史　2000a　管理監督者に対する積極的傾聴法の有効性の検討　産業ストレス研究, **6**, pp.93-98.

久保田進也・三島徳雄・永田頌史・藤代一也・織田　進・大久保利晃　2000b　Active Listingを中心とした管理者研修とその評価について　産業衛生学雑誌, 臨時増刊号, **24**(176).

久保田進也・三島徳雄・永田頌史・藤代一也・織田　進・大久保利晃　2001　積極的傾聴を中心としたメンタルヘルス教育の方法に関する一考察—発見的体験学習法の試み—　産業医学ジャーナル, **24**, pp.24-31.

三島徳雄・久保田進也　2000　積極的傾聴法による職場のストレスマネジメント　産業ストレス研究, **7**, pp.89-94.

三島徳雄・久保田進　2002　産業・経済変革期の職場のストレス対策の進め方　各論1.一次予防(健康障害の発生の予防)　教育, 研修—リスナー教育—　産業衛生学誌, **43**, pp.27-31.

村上千恵子　1996　自分でできる心の健康診断　三一書房

村上千恵子編　2000　産業保健婦・産業看護婦によるフォーカシング研修会　第1号(労働福祉事業団)　富山産業保健推進センター

村上千恵子　2001a　カウンセリング実践講座　第4回—アクティブ・リスニング—(労働福祉事業団)富山産業保健推進センター, **24**, pp.8-9.

村上千恵子編　2001b　産業保健婦・産業看護婦によるフォーカシング研修会　第2号　(労働福祉事業団)富山産業保健推進センター

村上千恵子　2002a　職場におけるストレス対策—積極的傾聴法—　第45回日本産業衛生学会北陸甲信越地方総会　要旨集, pp.31-39.

村上千恵子　2002b　産業保健師・産業看護師によるフォーカシング研修会　第3号(労働福祉事業団)富山産業保健推進センター

村上千恵子　2002c　産業看護職者の交流の活性化を目的とした短期研修の効果について—構成的グループ・エンカウンターによるアサーション・トレーニング　ブリーフサイコセラピー研究, **11**, pp.94-102.

村上千恵子　2003　積極的傾聴法の短期研修の効果—保育士を対象として—　日本ブリーフサイコセラピー学会発表予定

村上宣寛　1993　最新　コンピュータ診断性格テスト—こころは測れるのか—　日刊工業新聞社

村上宣寛・村上千恵子　1999　性格は五次元だった—性格心理学入門—　培風館

村上宣寛・村上千恵子　2001　主要5因子性格検査ハンドブック—性格検査の基礎から主要5因子の世界へ—　学芸図書

日本産業精神保健学会編　2000　職場におけるメンタルヘルス対策　労働調査会

白倉克之・髙田　勗・筒井末春編　1997　職場のメンタルヘルス・ケア—産業医と産業保健スタッフのためのガイドブック—　南山堂

菅沼憲治　2002　セルフアサーショントレーニング―疲れない人生を送るために―　東京図書
労働省「作業関連疾患の予防に関する研究」研究班　2000　労働の場におけるストレス及びその健康影響に関する研究報告書　東京医科大学衛生学公衆衛生学教室
労働大臣官房政策調査部統計調査第二課編　1998　平成9年労働者健康状況調査報告　労働大臣官房政策調査部統計調査第二課

第8章
クライエントの声から
ストレス・マネジメントを探る

中西龍一

　コンピューターやITの急速な導入が職場環境を一変させ，また，さまざまな社会問題が頻発し，社会の根幹をなしてきた従来からの構造や制度が見直され始めるなど，現代日本は，明治維新，第2次大戦後に並ぶ変革の時期を迎えたといわれている。このように社会や技術が急速に変化するなかで，勤労者のストレス事情は，長時間労働によるものというよりは，むしろ変化への不適応といえるものが目立つようになってきた。すなわち，これまで長年培ってきた技術・経験・知識，あるいは常識といったものが，一夜にして役に立たないものになるばかりか，時間的な余裕のないままに，新しい技術の習得や，価値の受け入れが迫られているのである。積み重ねてきた経験というものが価値を失いつつあるいま，中高年者は通用しない「旧式の機械」などと同様に扱われる時代が到来するのであろうか？　中年期の課題を「世代性」対「停滞」(generativity versus stagnation) としたエリクソン（Erikson, E.H.）は，若い世代の指導を求める欲求を，同じく中年の世代性を求める欲求が満たすと考える。この意味で，中年を迎えたものは誰かに必要とされていなければならない。すなわち，求められることによって与え，与えることで自己愛と自己埋没から脱出していくのである。では，与えるものがない中高年者，求められることがなくなった中高年者は「停滞」で表される鬱状態や自己陶酔，あるいは命を失ったような状態になっていくほかないのであろうか？
　この章では，対処不可能な状況におかれたストレスに起因すると思われる，3例のうつ症例を精神科における臨床心理士の立場から紹介したい（症例に関しては，倫理上，守秘義務を負っている。ここにあげた3症例は，クライエ

ントのプライバシーを保護するため，発表の承諾が得られた複数の症例を組み合わせたものであり，実在する個人のものではない)．

〈A氏〉
会社員
初診時43才
診断名は「うつ病」
現病歴：A氏は，複雑な外勤者の勤務手当などを手計算でこなす有能な経理担当者であった．転勤とともに課長に昇格した直後，職場にコンピューターが導入され，いままでの作業が全てコンピューターで処理されることとなった．本人も新しい職場での部下も，コンピューターに関しては全くの未経験者であったことから，対処不能となる．また移動直後であったため，周囲からサポートを得ることもできなかった．不眠，抑うつ気分，疲労感が続いた後，出社拒否となって来院した．そのころの心情を面接の際にA氏は，「何をどうしていいのか何もわからなかった」「できないとは言えなかった」「できない姿を人に見られたくなかった」「何日間も何もできないまま，ただ座って勤務時間が終わるのを待っていた」「いっそ消えてなくなりたかった（自殺念慮）」と述べている．約2年間の投薬と約1年間の心理療法の併用の後，自ら降格を希望し復職となった．

〈B氏〉
技術職
初診時48才
診断名は「混合性不安抑うつ反応」
現病歴：自ら図面を書き，施行する有能な技術者であった．現場で同じ技術者を束ねる責任者となった頃から，図面作成が手書きから，コンピュータを使用したものとなる．本人はコンピューターに対しては，全くの未経験者であったため，製図することも，それを修正することもできなかった．自宅にコンピューターを買い，教室に通うなどしたが，すぐには習得できず，生半可な知識のまま製図を修正したところ全体に不具合が生じ，その修復に数日間かかり工期

を遅らすこととなった。その後，職場近くまで車で行くが，そこから引き返してしまう日々が続いた。不眠，不安感，意欲や気力の低下を訴え，出社拒否となり来院した。面接の際に，「現場の様子がすっかり変わってしまった」「自分にはできることが何もなかった」「仕事が怖い」「現場にいられない感じがする」「やる気がでない」「やる気はあるけれど，前に進まない」などと述べていた。1年間の投薬と心理療法の併用の後，小規模な職場に責任者の補佐として入ることで復職。

〈C氏〉
教員
初診時45才
診断名は「うつ病性障害」
現病歴：生徒にも保護者にも人望のある熱心な教員であった。生徒とのふれあいを生きがいとして，管理職への誘いも断り続けていた。転勤直後に卒業年次生の担任を依頼された。異例なことではあったが，これまでの経験と自信からその担任を引き受けた。1学期の終わりにクラスで事件が発生し，その対応に不満を持った生徒たちが教頭に直訴する事態となった。教頭がその問題の対応を引き受けたため，担任としてのプライドや自信を大きくそこなったばかりか，生徒や保護者からの信頼も失うこととなった。2学期に入ってからも，特定の生徒から，「気持ちが悪い」「臭い」などとことごとく反発を受ける。本人は自分の指導法が悪いのだと思い，考え得る限りの方法を試すが，関われば関わるほど，より強い反発や拒絶を招く悪循環となる。またその様子を見ていた他の生徒たちが「えこひいきだ」として一斉に反発し，最終的には，学級が崩壊状態となった。2学期を終えたところで，不眠，著しい疲労感，意欲や気力の低下を訴え来院，休職となった。面接の際に，「生徒も保護者も変わってしまった」「あくまでも教師と生徒という，好ましい距離感が全く失われてしまった」「教師としての力量に自信がなくなった」「集団で無視され，馬鹿にされ，いじめにあったような気がして，生徒が怖い気がする」「生徒に対しても，同僚に対しても，もううまく対人関係が結べないような気がする」などと述べていた。1年間の投薬と心理療法の併用の後，他校に移動することで復職

した。

　次に以上3症例の共通点をみていく。抑うつ症状は，幼児期の心的外傷や長期間にわたる身体的過労によって引き起こされたものではなく，むしろ比較的最近の職業的アイデンティティの危機，自己評価を脅かす体験，存在価値の喪失体験，経験や権威の無効化などを経験した後，急速に抑うつ状態に陥っており，それは過度の感情的疲労と定義される「燃え尽き症候群(Freudenberger, 1980；Maslach, 1982；倉戸, 1986)」と似ている。特にC氏に関しては，「燃え尽き症候群」と呼ぶこともできよう。

　ストレスを受けたときのソーシャル・サポートに関しては，転勤や仕事の性質から，職場で孤立した状況にあり，サポートを求める対人関係や，不安やストレスを相対化し，癒すような対人関係が欠如していた。また家庭においても仕事上の悩み事に関しては，以前から夫婦間であまり会話がもたれてこなかった。

　初診時に行ったTEGの特徴は，共通して，CPの得点が非常に高く，NPは比較的低い得点を示した。またACの得点は非常に高く，FCの得点は極めて低いといったものであった。デュセイ（Dusay, 1977）が指摘する「自殺者」「自己破壊的な人」の特徴を示している。

　病前性格は，「仕事熱心」「仕事に関して几帳面」「責任感が強い」「真面目」などの特徴があげられ，対人関係では，「苦手ではないが，集団の中で中心となるほうではない」といった特徴が共通してみられた。

　いずれも，不惑といわれる40代を迎え，それまでの人生を人並み，あるいはそれ以上に努力し，成果をあげてきた人たちである。そしてある日突然，それまでの経験や技術では対応しきれない状況におかれ，その過重なストレスの下，雪の重さに枝が耐えかねたかのように，急速に抑うつ状態を発症した。一時的なストレスからの回避となる休職期間中も，3氏はそのパーソナリティーゆえに，「家族や周囲の人に申し訳ない」「自分自身が情けない」といった罪責感，自己嫌悪を訴えた。また「近所の目」を避けるばかりに，治療期間の初期から中期に至るまでの期間を，ほとんど家に引きこもった状態で過ごすこととなった。

1. 心理療法

　ベックによる認知の3特徴（cognitive triad）など，抑うつ症状を示すクライエントに特徴的な認知の偏り，あるいは否定的な認知の様式については，これまでさまざまな立場から報告されてきている（Abramson et al., 1978；Beck et al., 1979；Coyne, 1990）。筆者が志向するヒューマニスティック心理学の立場に立つゲシュタルト療法（Perls, 1973）では，過去の後悔や未来の不安に精神活動が向けられ，「いま，ここ」の現実に対処するエネルギーが奪われた状態であると考える。

　上記の3例に対しては，まず「抑うつ状態」とは，決して「気の弱さ」や「怠け」から起きているものではなく，生涯有病率15％（Kaplan et al., 1994）の誰にでも起きる可能性があるもので，投薬が必要であり，カウンセリングが効果的であることを告げることから始められた。またその心理療法は，クライエントの力を信じ，ありのままに受け入れていくという，ヒューマニスティックな態度で進められた。抑うつ状態に陥り休職を余儀なくされている現状については，セラピストの問いかけと，それに対するクライエントの応答の中で，辛いものであっても決して恥ずかしいものではないということ，そして勤務中に手足を怪我したのと同様に，加療のための休職は労働者として当然の権利であるということを自ら気づかせ，それらを繰り返すことで確かなものとしていった。また，そのトラウマとなった状況については言語化することを勧め，後悔と自責の念を伴って何度も繰り返して語られるその状況を傾聴し，その状況の下でクライエントがとった対処の仕方が，効果的ではなかったにせよ，「1つの当然の選択であったこと」「他に仕方がなかったこと」を気づかせ，否定的な認知の修正を進めた。否定的な自己評価や罪責感に対しては，エンプティー・チェアーを用いて肯定的な側面の気づきを高め，2分割された自己の統合や受け入れ，自己評価に対する認知の転換を試みた。たとえば，「自分で自分が情けない」「クソ真面目な自分が自分で嫌になる」「私は本当にダメな奴です」「私は融通のきかない要領の悪い男だ」といった，リトロフレクション（Perls, 1973）によると思われる2分割された自己評価や低い自尊感情，また

「男はもっとしっかりしなければ」「男は弱音を吐いたり泣き言を言うべきではない」「何があっても他者に迷惑をかけてはいけない」「働かざるもの食うべからずだ」といったイントロジェクション（Perls, 1973）によると思われる自己嫌悪感や罪責感は，エンプティー・チェアーに置かれた「自分自身」に投げかけられるなかで，次第に「自分なりに一生懸命にやってきた」「真面目なことは大切だ，信頼できる人です」「筋を通すことは大切だ」「要領のよい人にはなりたくない」「私はいま，ちょっと休みたい」「本当はゆっくりしたいのです」「確かに今，泣きたいほど私は弱っている。それのどこが悪い？」といったものに変化していき，「弱いところや，いろいろ困ったところはあるが，そんな自分が好きだ」「ゆっくりしたらいい，いまは少し自分をいたわってやりたい」といった自己の受け入れや，現状の受け入れが始まった。

抑うつ状態が軽減したクライエントには，昼夜逆転を避けるため，積極的に生活指導を行った。また意欲が出始めたクライエントには，引きこもりがちな休職期間を，積極的な癒しの期間とするために「『すべきこと』よりも『したいこと』を」「したいことをするのが一番の治療」「遊びではなくて心の薬」という枠組みを与え，自殺などのアクティング・アウトに配慮しつつ，自発的な行動を奨励した。職場復帰への無理のない意欲を示し始めたクライエントには，本人自ら産業医や上司と連絡を取ることを勧め，復帰準備など職場との調整をすることで，クライエント自身に，セルフ・サポートができている自分への気づきを深めさせた。

上記はストレスに起因して，専門家の治療を必要とするまで状態を悪化させたものである。次に原因となるストレスと，そのストレス・マネジメントについて考えてみたい。

2. ストレスとは

ストレスとは，本来物理学用語で，負荷に対して物体の内部に生ずる抵抗力，歪みを意味する言葉であったが，ハンス・セリエ（Selye, 1976）により，広く医学，生理学上の諸状態を表す言葉として用いられるようになった。この分野での先駆者であるセリエは，ストレッサー（ストレスを生じさせた刺激

とそのストレス作用がもたらす身体的な疾病状態との関係を，汎適応症候群 (General Adaptation Syndrome) として示した。

しかし，今日ではストレスという概念は，健康で平均的な人間が，その生活の中で経験する悲しみや苦しみ，プレッシャー等の「日常的で正常な心理的問題」とも呼べるようなものをも含む，広範な心理的問題を表す言葉として，非常に役立つものとなっている。

ストレスを定義すると，①環境の変化，②あらゆる種類の過剰な身体的，感情的，知的労働や刺激の過多，③自己の存在や自己評価を脅かすような状況，などのストレッサーによって引き起こされる，精神的・身体的な過度の緊張状態（ストレス反応）ということができる。しかし，ストレスのまったくない生活など存在し得ず，また望ましいものでもない。たとえば，季節の変化によってもたらされる寒暖の差も，身体にとってはストレスであるといえる。一般に連想されるストレスとは，痛みや苦しみによってもたらされる不快ストレス (Distress) であるが，過度の歓びや興奮も快ストレス (Eustress) となる。すなわち，成功や昇進，栄転や新居への引っ越し，結婚などもストレスとなり得るのである。また，適度のスポーツは有益なストレスとなり得るが，度を超せば有害なストレスとなる。快にしろ不快にしろ，ストレスには適度なレベルが必要なのである。このように考えると，ストレス症状と呼ばれるストレスに伴う心理的，身体的な諸問題は，いかに健康でバランスのとれた人にでも起こり得るものであるといえよう。

ストレッサーが身体に及ぼす影響，すなわちストレス作用は，さまざまなホルモンが人体に及ぼす非常に複雑な生理学的プロセスである。しかし，ここではストレッサーが結果として身体に及ぼす症状の理解を目的としているため，簡単に触れるにとどめる。

ストレスに対する人体の反応は，人間が肉食動物に襲われるなど，生命が物理的な脅威にさらされるような場面で，その生存を確保しようとすること（闘争か逃走か）に端を発していると考えられている (Emergency reaction)。現代人は，もはやそのような物理的・肉体的攻撃を受けることはほとんどなくなってしまったが，それに代わり，日々心理的な脅威にさらされながら生活しているといえよう。ところが，人体には物理的な危機と心理的な脅威との区別を

つけることができず，そのどちらに対してもまったく同様の生理的，心理的変化を引き起こしてしまう。この変化のパターンは「ストレス反応」として知られており，本来，身体を素早く身構えさせるために適したものであり，現代人が日々遭遇するデスクワークや対人場面などの心理的脅威に対しては，不適応なものとなりやすい。

　たとえば，人が肉食動物などの物理的な脅威にさらされた場合，生理的に大きく変化するのは，次の4点である。

①心拍数の増加と血圧の上昇：これは4肢に，より多くの血液と酸素を送りこんで，エネルギーを燃焼させ，力を生み出すためのものである。
②筋肉の緊張：これは次の行動に備えるためのものである。
③呼吸数の増加：これはより多くの酸素を取り入れ，二酸化炭素を放出するためのものである。
④感覚と思考力の先鋭化：これは敏捷な反射運動と決定を促すためのものである。

　ストレス反応は，一時的に身体の動きを敏捷にし，その生理学上の変化が，ある種の高揚感や興奮，充実感をもたらす。しかし，慢性的にストレッサーにさらされた場合や，相次いでさまざまなストレス場面に遭遇すると，それらに対処する適応状態の維持や身体の回復が困難となり，身体に重篤な問題（「汎適応症候群」）を引き起こすこととなるのである。

　ストレス反応が引き起こす主な身体的，心理的症状は，次のようなものがあげられる。

〈身体的な症状〉

①心臓血管系の変化によって起きる症状：動悸が激しく，または不規則になる。血圧の上昇，偏頭痛，手や足先の冷えなどがみられる。
②呼吸の変化によって起きる症状：呼吸が速く不規則に，あるいは浅くなる。そのため，うまく話すことができなくなる。
③消化器系の緊張によって起きる症状：消化不良あるいは胃の不調，胃酸過多，吐き気，下痢，腹痛などがみられる。
④筋肉の緊張によって起きる症状：額，あご，首，肩，腰のあたりの筋肉痛や慢性的なこり，上半身の筋肉の緊張により生じる頭痛，チック，歯ぎしりな

どがみられる。
⑤体液バランスの変化によって起きる症状：ドライスキン，ふけ，手・足の発汗などがみられる。
⑥ホルモンや新陳代謝の変化によって起きる症状：月経不順や過度の月経前緊張などがみられる。
⑦ホルモンによる免疫力や抵抗力の低下によって生じる症状：疲労倦怠感，易疲労感，アレルギーの続発，風邪など軽い病気に罹りやすくなる。

〈心理的症状〉
①精神的緊張感の持続，まとまりに欠く思考や集中力の低下，焦燥感，不安感，時間的切迫感，パニック症状，不眠などの睡眠障害などがみられる。
②情緒的な感受性や，音や光などに対する知覚感受性の高まりから生じる過剰反応，感情の過敏や動揺しやすさなどがみられる。
③長期間強いストレス状況の下におかれた場合，身体的，情緒的な消耗によるエネルギーの涸渇から，無気力感，抑うつ感，絶望感，被害感などの情緒的反応が引き起こされる。
④注意力が散漫になる一方，心理的な視野がせばまるため，意識的な行動がとりにくくなり，不注意による事故や，自殺企図などの衝動的な行動を起こしやすくなる。

3. ストレス・マネジメント

　ではこのような日常的に避けがたいストレスと，どのように付き合っていけばよいのであろうか。ストレス反応からリラクセーション反応への生理的な変化は，一般的に次のように生じる。①心拍はゆるやかになり，血圧は正常値にもどる。②呼吸がゆるやかに，落ちついた，規則正しいものになる。③筋肉はゆるみ，リラックスしたものになり，血行がよくなるので手足が暖かくなる。④意識は落ち着いて静寂になるが，同時に明瞭で焦点のあるものとなる（これらの反応は全てリンクしており，これらの1点でも変化させることができれば，他の点も変化していく）。
　心身をこのリラクセーション反応へと導く実際的な方法は，次の4つの基

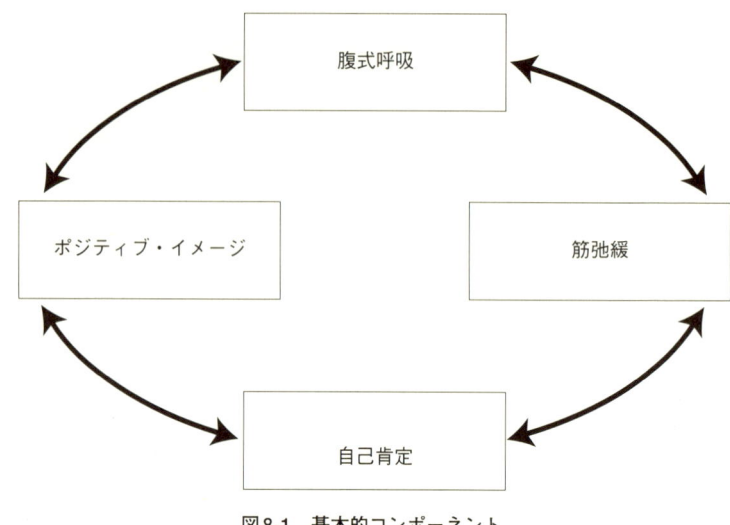

```
          腹式呼吸
       ↗         ↘
  ポジティブ・イメージ   筋弛緩
       ↖         ↙
          自己肯定
```

図8-1 基本的コンポーネント

本的なコンポーネントにまとめることができる(図8-1)。①腹式呼吸,②筋弛緩(脱力法),③ポジティブ・イメージ,④自己肯定。

　これら4つのコンポーネントも,互いにリンクしており,1つを変化させることによって,全体を変化させることとなる。

　腹式呼吸:古いヨガのテキストでは,心と呼吸の関係を凧とそれを結ぶ糸の関係にたとえている(Hittleman, 1969)。糸を操ることで,心はいかようにも落ち着いたり高揚したりするというのである。胸部のみを使った,不規則で浅く速い呼吸は,ストレス状態にみられるものである。そのシグナルは筋緊張を引き起こし,不安感を高めることとなる。一方,胸部と腹部を分ける横隔膜を使った規則的で長くゆっくりとした腹式呼吸は,リラクセーション反応である穏やかで落ち着いた精神状態と筋弛緩を引き起こすシグナルとなる。

　筋弛緩:筋緊張は不安と密接に関係しており,筋肉が弛緩すると自律神経系に作用し,不安感が低減され,リラクセーション反応を生み出すと考えられる(Jacobson,1938;Schultz & Luthe,1959)。

　ポジティブ・イメージ:人体は,実際の体験とイメージされた体験を区別できずに,同様の生化学反応を引き起こす。ポジティブ・イメージを使用した多

くの研究で,免疫力が高まったり,慢性的疾患に効果をもたらされたことが報告されている (Achterberg & Lawlis, 1980 ; Decker et al., 1982 ; Uexkull & Pauli, 1986)。穏やかな呼吸と筋弛緩によって得られたリラクセーション反応は,ポジティブ・イメージによって,より深めることが可能である。

自己肯定:自分自身に対して否定的で,批判的なメッセージを送るのではなく,肯定的で,励ますようなメッセージを送ることであり,悲観的な結果を予期するよりも,成功する姿を心に抱くことである。自己に対して否定的な態度をとったり,失敗や挫折を予測すると,それに備えてすぐさまストレスホルモンが血中に放出される。希望や自信,愛や自己受容といったポジティブな感情は,身体細胞にもよい影響を与えるが,抑圧された怒りや悲しみ,挫折感などのネガティブな感情は免疫力を低めてしまうのである (Siegel,1986)。マイケンバウム (Meichenbaum, 1977) は,多くの人々がストレス場面において不安を高め,自己効力感を低めるメッセージを自らに送っているとして,それを防ぐセルフ-インストラクション・トレーニング (self-instruction training) を考案している。

以上の4つのコンポーネントは,ストレスに対する対症療法,あるいは First aid skill (Nucho, 1988) であると考えられる。

これらを可能とするアプローチとしては,「身体 (body)」に対して働きかけるものとして,自律訓練法や各種の弛緩法,ヨーガ,アロマテラピー,エアロビクス (有酸素運動) などのエクササイズや運動などがある。また日常生活においては,十分な休息や休暇をとること (短期間の休暇は,かえってストレスを生むことがある),健康的な食生活や,カフェイン,アルコール,タバコなどの減量 (これらは長期的にはストレスを生む依存性の物質である) などがあげられる。

「心 (mind)」に対して働きかけるものとしては,イメージを用いたリラクセーション法,瞑想,禅などがあげられる。また日常生活においては,ストレッサーとなる状況を作り出さないために,時間管理 (time management) や目標設定 (goal setting),自分の限度を設定し(setting a limit) 自分のエネルギーや時間への無理な要求に対して「ノー」と言う自己主張 (self assertion) などの考え方やスキルがあげられる。精神をリフレッシュし熱中できるような趣味

を持つことや，信頼でき，自分の本当の気持を分かち合えるような対人関係（ソーシャルサポートネットワーク）を持つことも重要な要因となる。ストレッサーとなる情況の認知を変え，その情況が脅威でなくなるように評価し直すためには，低い自己評価（自己効力感）や完璧主義のような基本的性格や認知の様式を変えていくことが求められる。これをなし得るためには，自己実現を目指すカウンセリングやグループ体験を通しての認知の転換から，人生哲学や世界観，宗教に至るまでの要因が考えられる。

これらさまざまなアプローチを，Phase① 対症療法，あるいは，First aid として用いられるもの，Phase② 個人がスキルとして獲得できるもの，Phase③ 単なるスキルを超えたものの3層にまとめると，図8-2のようになる。

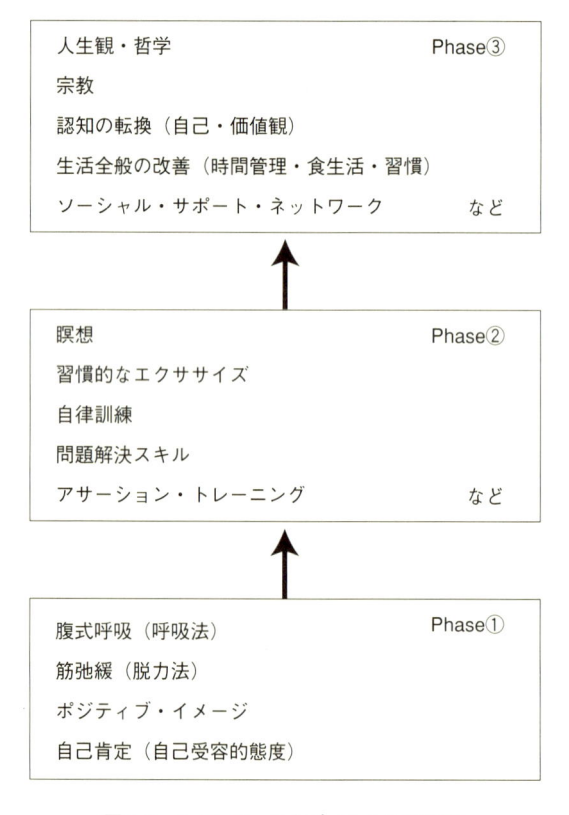

```
┌─────────────────────────────────────┐
│ 人生観・哲学              Phase③    │
│ 宗教                                │
│ 認知の転換（自己・価値観）          │
│ 生活全般の改善（時間管理・食生活・習慣）│
│ ソーシャル・サポート・ネットワーク  など │
└─────────────────────────────────────┘
                    ↑
┌─────────────────────────────────────┐
│ 瞑想                      Phase②    │
│ 習慣的なエクササイズ                │
│ 自律訓練                            │
│ 問題解決スキル                      │
│ アサーション・トレーニング    など   │
└─────────────────────────────────────┘
                    ↑
┌─────────────────────────────────────┐
│ 腹式呼吸（呼吸法）         Phase①   │
│ 筋弛緩（脱力法）                    │
│ ポジティブ・イメージ                │
│ 自己肯定（自己受容的態度）          │
└─────────────────────────────────────┘
```

図8-2　ストレス・マネジメントの3階層

4. ストレス・マネジメントの現状

　1998年より4年連続して，日本における自殺者は3万人を超えることとなった（厚生労働省人口動態調査より）。また警察庁によれば，労働者（管理職，被雇用者）の自殺者数は，1997年の約6200人から1998年には約8700人と急増し，さらに1999年においても，ほぼ同数で推移していると報告している。

　2000年6月，厚生労働省は，保健福祉動向調査で「心身の健康」をテーマとし，その調査項目の1つに「ストレス（不満，なやみ，苦労，ストレスなど）の内容とその対処法」を取り上げ調査した。以下がその調査の概要である。

1 **調査の目的**：この調査は，国民の保健及び福祉に関する事項について，世帯面から基礎的な情報を得ることを目的としている。
　本年は，心身の健康をテーマとし，これらに関わりのある意識や実態等を調査し，こころの健康を含む総合的な健康づくりに関する諸施策の基礎資料を得ることを目的とした。
2 **調査の対象及び客体**：全国の世帯員を対象とし，平成12年国民生活基礎調査の調査地区から無作為抽出した300地区内における満12歳以上の世帯員を調査の客体とした。
3 **調査の期日**：平成12年6月1日（木）
4 **調査事項**：(1) 健康意識　(2) ストレス（不満，悩み，苦労，ストレスなど）の内容とその対処法　(3) 睡眠の状況，睡眠不足の理由　(4) こころの健康づくり対策への要望
5 **調査の方法**：調査員があらかじめ配布した調査票に被調査者が自ら記入し，後日，密封方式により調査員が回収した。
6 **調査の系統**：厚生労働省―都道府県―（保健所設置市・特別区）―保健所―調査員―世帯員
7 **結果の集計**：集計は，厚生労働省大臣官房統計情報部において行った。
8 **回収客体数及び集計**：客体数は，つぎのとおりであった。
　回収客体数：32,729

集計客体数（集計不能のものを除いた数）：32,022
（以上厚生労働省ホームページより転載）
表8-1～8-5はその結果の抜粋である。

表8-1　性・年齢階級別にみたストレスの程度

		ストレスが大いにある	ストレスが多少ある	ストレスがあまりない	ストレスがまったくない	不詳
総数	100.0	11.8	42.4	25.3	16.9	3.6
男	100.0	10.8	39.7	26.4	19.6	3.5
12～14	100.0	7.1	28.1	25.2	36.2	3.4
15～24	100.0	11.4	38.5	25.1	22.7	2.4
25～34	100.0	13.4	45.3	24.0	15.5	1.8
35～44	100.0	13.4	44.4	26.1	14.0	2.1
45～54	100.0	12.3	45.5	24.5	15.7	2.1
55～64	100.0	9.0	39.0	27.6	21.3	3.2
65～74	100.0	6.4	30.7	31.7	24.9	6.3
75～84	100.0	8.3	27.7	28.1	23.7	12.3
85歳以上	100.0	9.8	21.3	29.9	24.1	14.9
（再掲）						
20歳未満	100.0	8.9	34.5	25.7	28.3	2.5
65歳以上	100.0	7.1	29.4	30.7	24.5	8.3
女	100.0	12.8	44.9	24.4	14.3	3.6
12～14	100.0	8.2	34.6	26.6	27.9	2.7
15～24	100.0	17.2	47.3	20.3	13.4	1.6
25～34	100.0	14.6	52.1	22.1	9.7	1.6
35～44	100.0	16.6	51.8	21.2	9.1	1.3
45～54	100.0	13.7	50.5	23.4	10.5	2.0
55～64	100.0	10.4	42.8	28.1	15.0	3.7
65～74	100.0	7.7	34.4	28.8	21.3	7.8
75～84	100.0	8.3	30.5	28.0	22.7	10.4
85歳以上	100.0	11.3	27.3	24.5	25.1	11.9
（再掲）						
20歳未満	100.0	12.9	41.5	23.6	19.9	2.2
65歳以上	100.0	8.2	32.6	28.2	22.1	9.0

表8-2 性・年齢階級,ストレスの程度別にみた生活への影響の程度別構成割合

		生活への影響が大いにある	生活への影響が多少ある	生活への影響があまりない	生活への影響がまったくない	不詳
何らかのストレスありのもの	100.0	7.1	32.2	43.7	15.0	2.1
男	100.0	7.2	31.7	43.9	15.2	2.0
12～14	100.0	6.0	26.4	42.6	23.4	1.5
15～24	100.0	8.5	33.2	40.1	16.8	1.5
25～34	100.0	7.3	32.8	42.2	16.2	1.6
35～44	100.0	7.9	31.1	43.6	16.0	1.4
45～54	100.0	7.1	32.1	44.9	14.0	1.9
55～64	100.0	5.8	30.7	47.6	13.8	2.1
65～74	100.0	6.0	31.7	44.4	14.3	3.6
75～84	100.0	7.3	29.0	46.5	12.7	4.5
85歳以上	100.0	12.3	32.1	39.6	11.3	4.7
(再掲)						
20歳未満	100.0	7.0	30.8	41.0	19.6	1.7
65歳以上	100.0	6.7	31.1	44.6	13.8	3.9
女	100.0	7.0	32.6	43.5	14.8	2.2
12～14	100.0	3.9	31.0	43.7	20.3	1.1
15～24	100.0	8.3	36.0	40.8	13.4	1.5
25～34	100.0	7.3	34.6	44.4	13.1	0.7
35～44	100.0	6.9	34.4	44.3	13.4	1.0
45～54	100.0	6.6	31.8	43.5	16.7	1.5
55～64	100.0	6.0	30.5	44.6	16.5	2.4
65～74	100.0	6.2	28.3	44.5	15.7	5.3
75～84	100.0	8.5	30.9	41.0	12.9	6.8
85歳以上	100.0	13.4	36.3	37.3	7.5	5.5
(再掲)						
20歳未満	100.0	6.2	35.0	40.5	16.8	1.6
65歳以上	100.0	7.4	29.8	42.8	14.2	5.8

		生活への影響が大いにある	生活への影響が多少ある	生活への影響があまりない	生活への影響がまったくない	不詳
ストレスの程度						
大いにある	100.0	40.6	38.2	15.3	4.5	1.4
多少ある	100.0	1.8	45.1	41.5	10.2	1.4
あまりない	100.0	0.2	7.7	60.5	27.9	3.7

178 第8章 クライエントの声からストレス・マネジメントを探る

表8-3 性・年齢階級別にみたストレスの内容（複数回答）

		職場や学校での人づきあい	家族関係	自由に出来る時間がない	仕事上のこと	自分の健康・病気・介護	家族の健康・病気・介護	収入・家　計
何らかのストレスありのもの	100.0	23.0	16.0	14.5	30.5	26.7	18.7	23.6
男	100.0	25.5	12.1	13.2	41.3	24.6	15.8	21.9
12〜14	100.0	36.0	10.5	25.8	1.5	6.6	1.8	2.7
15〜24	100.0	34.2	9.7	17.5	22.2	8.9	3.8	15.4
25〜34	100.0	35.2	10.6	20.4	61.6	13.4	8.4	28.7
35〜44	100.0	34.6	14.8	18.5	64.2	17.5	15.4	28.7
45〜54	100.0	29.3	13.3	11.6	55.3	25.2	18.2	24.7
55〜64	100.0	15.8	11.0	7.0	35.6	34.3	23.2	21.3
65〜74	100.0	2.7	11.7	2.9	10.6	47.2	27.5	16.6
75〜84	100.0	0.7	13.6	1.8	4.0	54.3	22.5	8.9
85歳以上	100.0	—	17.0	3.8	2.8	56.6	25.5	5.7
（再掲）								
20歳未満	100.0	33.7	9.7	20.6	5.5	6.1	2.2	6.2
65歳以上	100.0	2.1	12.5	2.7	8.6	49.4	26.2	14.2
女	100.0	21.0	19.4	15.6	21.3	28.6	21.2	25.0
12〜14	100.0	55.5	15.5	23.7	0.8	2.5	1.4	2.0
15〜24	100.0	45.2	15.1	20.9	26.2	10.8	5.0	15.4
25〜34	100.0	26.1	19.3	23.7	32.3	14.8	12.7	32.8
35〜44	100.0	25.5	26.9	19.9	29.1	20.3	21.5	38.2
45〜54	100.0	20.3	22.7	15.3	27.3	30.2	28.3	32.6
55〜64	100.0	10.3	17.8	10.9	14.9	39.5	34.2	22.7
65〜74	100.0	1.3	13.3	5.8	4.8	49.8	28.8	14.0
75〜84	100.0	0.4	14.7	2.5	1.8	57.0	19.0	6.1
85歳以上	100.0	0.5	21.9	1.0	—	63.7	15.4	6.0
（再掲）								
20歳未満	100.0	51.2	15.6	23.2	7.0	6.6	1.8	6.2
65歳以上	100.0	1.0	14.4	4.4	3.5	53.1	24.7	10.9

4. ストレス・マネジメントの現状

表8-4 性・年齢階級別にみたストレスへの対処法（複数回答）

		ストレスの内容の解決に積極的に取り組む	人に話して発散する	趣味・スポーツにうちこむ	買い物をする	テレビを見たりラジオをきいたりする	のんびりする	タバコをすう	アルコール飲料（酒）を飲む	ねてしまう
総数	100.0	14.0	39.2	28.9	16.4	31.0	32.5	14.6	18.2	22.8
男	100.0	14.1	23.8	34.6	5.8	30.1	33.4	22.8	28.6	23.3
12～14	100.0	6.0	23.4	48.6	4.5	38.6	36.4	0.5	0.4	27.7
15～24	100.0	11.4	35.8	44.2	8.9	32.2	35.4	18.9	13.0	33.4
25～34	100.0	15.5	29.8	39.9	9.4	24.6	34.5	32.0	30.2	29.1
35～44	100.0	17.1	25.5	35.1	6.2	25.3	36.5	28.5	38.9	27.1
45～54	100.0	16.4	21.7	35.5	3.7	26.8	35.3	27.2	39.6	20.5
55～64	100.0	14.2	19.2	31.2	3.7	30.5	32.1	20.8	33.4	17.3
65～74	100.0	12.6	14.2	24.9	4.5	37.5	29.5	16.2	23.4	14.3
75～84	100.0	10.1	15.0	16.7	4.4	40.9	22.3	12.4	18.0	15.7
85歳以上	100.0	6.9	18.4	10.9	3.4	39.1	23.0	11.5	10.3	20.7
（再掲）										
20歳未満	100.0	8.5	30.1	46.7	7.0	38.1	37.3	5.9	2.5	32.3
65歳以上	100.0	11.6	14.7	22.0	4.4	38.4	27.3	14.9	21.3	15.0
女	100.0	14.0	53.4	23.8	26.2	31.8	31.8	7.2	8.7	22.4
12～14	100.0	11.9	49.6	34.8	17.0	41.4	41.0	0.2	0.2	33.6
15～24	100.0	13.7	63.8	26.6	32.5	32.5	38.7	9.3	9.3	39.8
25～34	100.0	17.0	68.0	22.3	36.0	24.2	36.9	12.9	14.0	27.9
35～44	100.0	17.9	64.3	24.3	30.8	24.5	32.4	10.7	14.7	27.0
45～54	100.0	17.6	57.1	25.6	27.1	27.7	32.1	7.0	10.9	19.2
55～64	100.0	13.2	46.0	26.3	23.6	34.1	28.6	4.1	5.2	12.4
65～74	100.0	9.0	36.1	23.2	19.4	41.4	26.0	3.5	2.7	11.8
75～84	100.0	5.7	29.2	13.0	10.7	43.8	23.0	3.1	2.3	16.3
85歳以上	100.0	6.0	26.3	4.1	4.4	38.2	19.1	1.3	0.9	20.4
（再掲）										
20歳未満	100.0	12.3	57.2	31.0	21.4	38.1	39.2	2.5	2.2	39.6
65歳以上	100.0	7.7	33.1	18.3	15.3	41.9	24.5	3.2	2.4	13.9

表8-5 性・年齢階級別にみたストレスの相談相手（複数回答）

		家族	友人・知人	職場の上司	学校の先生	公的な機関の相談員	民間の相談機関の相談員	病院・診療所の医師など	テレビ・ラジオ・新聞などの相談コーナー	先以外で相談している	相談したいがためらっている	相談したいが相談先がわからない	相談する必要がない
総数	100.0	54.5	47.2	4.4	1.0	1.3	0.5	6.2	0.7	1.3	3.3	3.6	15.5
男	100.0	49.4	37.5	6.1	0.8	1.1	0.4	5.5	0.7	0.8	3.3	4.2	22.2
12〜14	100.0	43.3	47.5	0.5	4.9	0.5	0.2	0.2	0.2	0.5	2.2	1.8	34.8
15〜24	100.0	38.0	65.5	5.6	3.3	0.2	0.0	1.0	0.4	1.1	2.9	2.5	21.4
25〜34	100.0	51.1	52.2	12.1	0.3	0.5	0.3	1.5	0.2	1.0	4.1	4.8	17.3
35〜44	100.0	57.3	40.3	11.5	0.2	0.9	0.5	3.0	0.4	0.9	3.2	4.8	20.6
45〜54	100.0	52.4	33.6	6.1	0.2	0.9	0.5	4.0	0.3	0.7	4.2	5.1	22.6
55〜64	100.0	50.7	24.5	2.9	0.1	1.5	0.5	8.0	1.3	0.6	3.5	4.5	25.6
65〜74	100.0	47.8	16.0	0.7	0.1	2.3	0.5	13.6	1.7	0.6	2.6	3.9	23.2
75〜84	100.0	45.4	12.7	0.9	—	2.3	0.6	17.0	1.7	0.4	1.7	3.4	21.4
85歳以上	100.0	48.3	10.9	0.6	—	2.3	2.3	18.4	1.7	1.7	3.4	5.2	18.4
(再掲)													
20歳未満	100.0	39.2	57.3	1.4	4.9	0.4	0.1	0.5	0.3	0.7	2.5	1.9	28.2
65歳以上	100.0	47.2	14.8	0.7	0.0	2.3	0.6	14.8	1.7	0.6	2.4	3.8	22.5
女	100.0	59.3	56.2	2.9	1.3	1.5	0.6	6.8	0.7	1.7	3.3	3.0	9.4
12〜14	100.0	43.9	71.1	—	7.8	—	0.2	0.2	0.2	1.0	2.9	3.1	13.7
15〜24	100.0	53.2	80.4	5.3	4.5	0.7	0.2	1.3	0.3	2.1	3.6	2.6	8.1
25〜34	100.0	70.2	73.7	5.3	0.6	1.4	0.4	3.5	0.2	2.1	2.8	2.5	5.1
35〜44	100.0	66.9	69.5	4.0	2.0	1.4	0.7	3.2	0.6	2.3	4.1	3.2	6.3
45〜54	100.0	64.2	58.8	3.2	0.5	1.5	0.6	5.8	0.6	1.7	4.2	3.5	8.4
55〜64	100.0	57.4	44.0	1.2	0.2	1.6	0.9	9.0	1.4	1.3	3.4	3.2	11.4
65〜74	100.0	50.5	30.0	0.3	0.1	2.2	0.7	14.0	1.1	1.3	1.9	2.9	13.3
75〜84	100.0	48.0	22.3	0.7	—	2.2	0.9	15.2	0.9	1.0	2.9	3.7	14.9
85歳以上	100.0	51.7	14.1	0.3	—	3.1	1.3	18.2	1.3	1.9	2.2	2.5	13.2
(再掲)													
20歳未満	100.0	46.6	77.5	1.4	7.6	0.2	0.1	0.3	0.4	1.6	3.4	2.3	11.0
65歳以上	100.0	49.8	26.2	0.4	0.1	2.3	0.8	14.8	1.0	1.2	2.2	3.1	13.8

以上厚生労働省ホームページより転載

ここでは男性に関して、特に勤労者の代表的年齢と考えられる25～55歳までのデーターを中心にみていく。

(1) ストレスの程度

最近1ヵ月間の日常生活における不満、悩み、苦労、ストレスなど（以下「ストレス」という）の程度（表8-1）をみると、ストレスがまったくないと報告した者を除いた、何らかのストレスありと報告した者は、男性25～34歳の年齢帯では、82.7％、男性35～44歳の年齢帯では、83.9％、男性45～54歳の年齢帯では、82.3％であった。したがって25～54歳の年齢帯では、8割以上のものが何らかのストレスを感じていると報告している。またこの年齢帯で「大いにストレスがある」「多少ストレスがある」と報告したものは、6割近く（平均58.1％）に上る。

この結果から、男性25～54歳の年齢帯では、大半のものが、多少なりとも日常的にストレスを感じながら生活をしているという実体がうかがえる。

(2) ストレスによる社会生活や日常生活への影響の程度

次にストレスがまったくないと報告した者を除いた、何らかのストレスありと報告した者について、「ストレスによる社会生活や日常生活への影響（以下「生活への影響」という）の程度」（表8-2）をみると、影響がまったくないと報告した者を除いた、何らかの影響ありと報告した者は、男性25～34歳の年齢帯では、82.3％、男性35～44歳の年齢帯では、82.6％、男性45～54歳の年齢帯では、84.1％であった。したがって25～54歳の年齢帯で、8割以上のものが何らかの影響があると報告している。またこの年齢帯で「大いに影響がある」「多少影響がある」と報告したものは、4割近く（平均39.4％）に上る。

このようにストレスを感じている者の8割以上が、程度の差こそあれ、ストレスがその社会生活や日常生活に影響を及ぼしていると報告しており、何らかのストレス反応を起こしているものと想像される。

(3) ストレスの内容

次に複数回答によるそのストレスの内容をみていくと（表8-3）、男性25～

34歳の年齢帯では, 61.6％が, 男性35〜44歳の年齢帯では, 64.2％が, 男性45〜54歳の年齢帯では, 55.3％がストレスの内容に「仕事のこと」をあげている。

このように25〜54歳の年齢帯では, ストレスの原因の半数以上が「仕事」に起因するものと考えられる。

(4) ストレスへの対処法

実際的なストレス・マネジメントと考えられる, 複数回答によるストレスへの対処法をみると (表8-4), 男性25〜34歳の年齢帯では, 「趣味・スポーツにうちこむ」が最も多いが (39.9％), 男性35〜44歳の年齢帯と男性45〜54歳の年齢帯では, 「アルコール飲料 (酒) を飲む」が最も高くなっている。ちなみに上位9位以外の対処法は, 「計画的に休暇を取る」「何か食べる」「動物 (ペット) と遊ぶ」「ギャンブル, 勝負ごとをする」「じっとたえる」「周囲の人や専門家などに相談する」「その他」「特になし」「不詳」であった。

25〜34歳の年齢帯で1位となった「趣味・スポーツにうちこむ」という対処法は, 望ましいストレス・マネジメントの1つであるが, 35〜54歳の年齢帯では, 「アルコール飲料 (酒) を飲む」という対処法が1位となっている。この「ストレスへの対処法」における差は, 横断的調査であるため, 若い世代 (25〜34歳) に中高年 (35〜54歳) とは異なった対処法が根づき始めているのか, 対処法が加齢によって変化していくものなのか, またはその受けるストレスの度合によるものなのかは定かではない。しかし,「アルコール飲料 (酒) を飲む」と答えたものは, 男性25〜34歳の年齢帯でも30.2％おり, 対処法の第4位となっている。

アルコールやタバコは, 一般的に, 手近で一時的なストレス解消の手段であるとみなされているが, それ自体, 長期的には身体を害し, ストレスを生む依存性の物質であり, その習慣的な使用の健康への弊害は計りしれない。

(5) ストレスの相談相手

ストレスの相談相手に関する複数回答による (表8-5) 結果をみると, 男性25〜34歳の年齢帯では, 「友人・知人」,「家族」,「相談する必要がない」の順,

男性35～44歳の年齢帯では,「家族」「友人・知人」「相談する必要がない」の順,男性45～54歳の年齢帯では,「家族」「友人・知人」「相談する必要がない」の順であった。また男性25～55歳の年齢帯で「相談したいが相談先がわからない」が5位,「相談したいがためらっている」が6位にみられ,「病院・診療所などの医師」「公的な機関の相談員」「民間の相談機関の相談員」など専門家との相談は7位以下であり,その数はきわめて少なかった。

相談相手として,「友人・知人」「家族」が,1位,2位という高い順位であげられていることは,ストレスを受けた場合,周囲から何らかのソーシャル・サポートを受けることができているものと想像される。ソーシャル・サポート・ネットワークの存在は,ストレス緩和に有効に働き (stress-buffering effect),心の健康の維持や回復にとって有効な要因であるとは,多く報告されてきている (Smith & Hoobs, 1966 ; Gore, 1978 ; Berkman & Syme, 1979 ; Cobb, 1976 ; House, 1981 ; Cohen & Syme, 1985 ; Cohen & Wills, 1985)。

一方,25～54歳の年齢帯で「相談したいが相談先がわからない」「相談したいがためらっている」を選択しているものが,5,6位を占めていることは,ソーシャル・サポートやストレス・マネジメントの方法を求めてはいるが,それらを得られないものも少なからずいることを示していると思われる。また「病院・診療所の医師など」「公的な機関の相談員」「民間の機関の相談員」など専門家との相談は7位以下であることから,メンタル・ヘルスを維持するために,ストレス・マネジメントの指導やカウンセリングなど,専門家に援助を求めることは,一般的にはほとんどなされていないものと思われる。

以上の結果からみる限り,日本の社会においては,日常ストレスを感じているものは多いが,ストレスに対処し,克服していくストレス・マネジメントの啓蒙・教育・普及はほとんどなされておらず,専門家の介入もきわめて限られたものとなっている。また対処法として上位を占めた「家族」,「友人・知人」に相談するといったソーシャル・サポートは,個人主義,晩婚化や離婚による独身者の増加,家族崩壊など,ライフ・スタイルやシステムの急速な変化の中で,今後,次第にその力を失っていくことが危惧される。

年間3万人以上の自殺者を生む高ストレス社会である現代日本において,今後ストレス・マネジメントの啓蒙・教育・普及は,社会における急務である

といえよう。

<引用文献>

Abramson, L.Y., Seligman, M.E.P., & Teasdale, J.D. 1978 Learned helplessness in humans: Critique and reformulation. *Journal of Abnormal Psychology*, **87**, pp.49-74.

Achterberg, J. & Lawlis, G.F. 1980 *Bridges of the bodymind: Behavioral approaches to health care*. Institute for Personality and Ability Testing, IL: Champaign.

Baum A., & David, K.S. 1989 *An introduction to health psychology* (2nd ed.). New York: Random House.

Beck, A.T., Rush, A.J., Shaw, B.F., & Emery, G. 1979 *Cognitive therapy of depression*. New York: Guilford Press.（坂野雄二監訳 1992 うつ病の認知療法 岩崎学術出版社）

Berkman, L.S., & Syme, S.L. 1979 Social network, host residence, and modality: A nine-year follow up study of Alameda County Resident. *American Journal of Epidemiology*, **109**, pp.186-204.

Cobb, S. 1976 Social support as a modetator of life stress. *Psychosomatic Medicine*, **38**, pp.300-314.

Cohen, S., & Syme, S.L.(Eds.) 1985 *Social Support and health*. Orland: Academic Press.

Cohen, S. & Wills, T.A. 1985 Stress, social support and the buffering hypothesis. *Psychological Bulletin*, **98**, pp.310-357.

Coyne, J.C. 1990 Interpersonal process in depression. In Keitner, G.I.(ed.), *Depression and Families*. American Psychiatric Press.

Decker, T.W., Williams, J.M., & Hall, D. 1982 Preventive training in management of stress for reduction of psychological symptoms through increased cognitive and behavioral controls. *Psychological Reports*, **50**(3), pp.1327-1334.

Dusay, M.J. 1977 *Egograms-How I See You And You See Me*. New York: Harper & Raw.（池見酉次郎監修 新里里春訳 1980 エゴグラム 創元社）

Erikson, E.H. 1985 *The life cycle completed*. New York: Norton.

Freudenberger, H.J. 1980 *Burn-out*. New York: Bantam Books.

Gore, S. 1978 The effect of social support in moderating the health consequences of unemployment. *Journal of Health and Social Behavior*, **19**, pp.157-165.

Hittleman, R. 1969 *Guide to meditation*. New York: Bantam.

House, J.S. 1981 *Work Stress and Social Support*. Reading MA: Addison-Wesley.

Jacobson, E. 1938 *Progressive relaxation*. Chicago: University of Chicago Press.

Kaplan, H.I., Sadock, B.J. & Grebb, J.A. 1994 Kaplan and Sadock's Synopsis of Psychiatry: Behavioral Science. *Clinical Psychiatry, VIIrd*, Williams & Wilkins.

倉戸ヨシヤ 1986 教師の燃え尽き症候群について 鳴門教育大学研究紀要, Vol.1, pp.59-79.

Lazarus, R.S., & Folkman, S. 1984 *Stress appraisal, and coping*. New York: Springer.

(本明 寛・春木 豊・小田正美監訳　1991　ストレスの心理学　実務教育出版)
Maslach, C.　1982　*Burnedout: the cost of caring*. New Jersey: Prentice-Hall.
Meichenbaum, D.H.　1977　*Cognitive-behavior modification: An integrative approach*. New York: Plenum.
Nucho, A.O.　1988　*Stress Management*. Splingfield, IL: Charles C Thomas.
Perls, F.S.　1973　*The Gestalt Approach & Eye Witness to Therapy*. Science behavior books.　(倉戸ヨシヤ監訳　1990　ゲシュタルト療法　ナカニシヤ出版)
Schultz, J.H., & Luthe, W.　1959　*Autogenic training: A psychophysiological approach in psychotherapy*. New York: Grune & Stratton.
Selye, H.　1976　*The stress of life*. McGraw-Hill.
Siegel, B.　1986　*Love, medicine and miracles: Lessons learned about self-healing from a surgeon's experience with exceptional patients*. New York: Harper & Row.
Smith, M.B., & Hoobs, N.　1966　The community and community mental health center. *American Psychologist*, **21**, pp.329-337.
Uexkull, T. & Pauli, H.G.　1986　The mind-body problem in medicine. *Advances*, **3**, **4**, pp.158-174.

〈資　料〉

平成11年，12年人口動態調査：厚生労働省
平成12年保健福祉動向調査：厚生労働省
平成10年における自殺の概要資料：警察庁生活安全局地域課

あとがき

　編者の倉戸ツギオさんは本書の完成を見ることなく，平成15年2月28日天国に旅立たれた。倉戸さんは大学の3年後輩で，これまで私たちはコンビを組んで書籍を出版したり，研究報告書を刊行してきた。私が初めて編者となった心理学書，『わたしがわかる・あなたがわかる心理学』（ナカニシヤ出版，昭和62年）は「知らなかった自分の心の動きに気がついた，あの人のことがこんな風に理解できたというようなことを可能とする課題や作業を教室に持ち込もう」として作ったのだが，彼は同志として私の不十分なところを支え，様々なアイディアを出してくれた。お陰で，仕上がりは多くのトピックや図や表，挿絵，問題解決やワークショップを奇数頁にくるよう編集したきわめて斬新なものとなった。

　奇数頁にある心理の課題や問題は本文にあわせて作られ，図や表の間に少しスペースをとって用意した。紙面に余裕がないので，倉戸さんが考えた問題を1つ紹介しよう。それは，「つぎはどんな文字がくる？」である。下に示したように，各問には4つのアルファベットの文字がならんでいる。それぞれ5番目に続く文字を考えよというのが問題である。

　　　1. A, B, C, D, ?　　2. A, D, G, J, ?　　3. O, T, T, F, ?
　　　4. S, M, T, W, ?　　5. J, F, M, A, ?

この問題は，一定の学びの法則にこだわるのでなく，読者自身が柔軟に考えることの楽しさや喜びを感じ取ってくれることをねらいとしている。これは1つの例に過ぎないが，倉戸さんが考えた問題には，自由に思考することを大切にしたいとの願いがこもっている。

　さて平成5年には装いを新たにして，新しい執筆者を加えて『生きることへの心理学』（ナカニシヤ出版）をご一緒して出版したが，倉戸さんは担当した「育ち，はぐくむ」の章の中で，「ウエルネス（統合的健康）教育」を取り

上げ，ストレス社会に生きる現代人にとって自己改革が必要であると説いている。その後，倉戸さんの「ウエルネス」研究は，平成7年のあの阪神・淡路大震災での経験によって，また平成8年に脳内出血で倒れられたことを契機に，一層ご自身の生き方，「ウエルネス」を真剣に考えられるようになった。それは「あるがままの自分を，静かに素直に受け止め，生かされ生きている喜びを感じ，感謝し，新たな道と学びの時を過ごしたい」との思いになって，カリフォルニア神学大学院ph.Dコース入学へと導くと共に，平成9年には神戸親和女子大学での新たな活動，理論と実践の橋渡しとなる活動を学生たちと精力的にこなされ実践を積まれてこられた。

これら一連の活動の成果の一つが今回の出版を生んだ応用心理学会における「健康とストレス・マネジメントを探る」の公開シンポジウムの企画であった。

平成12年7月に私どもは「日本道徳性発達実践学会を」設立し，平成13年6月に第1回大会を神戸親和女子大学で開催した。そのときの大会事務局長は倉戸さんであり，トロント大学教授のクライブ・ベック博士の講演も加わり，新たな出発にふさわしい記念すべき大会となった。その後平成14年の新学期が始まってまもなく胃の変調を訴えられ，8月の第2回京都大会には大事をとって欠席された。9月に入って大腸ポリープを摘出されたが，それがガンだと分かり，治療を続ける中で現場復帰された。しかし平成15年1月には再入院となった。このころから病室から授業のため大学に出向するというような生活を始められた。周りは一時休職を進められたが，ご本人は聞き入れなかったそうである。彼の責任感と使命感から，痛みに耐えての授業やゼミ指導であったようである。歩行もご本人には相当に辛かったようである。2月には腎臓への転移が見つかり，病魔は全身をむしばみ始めた。ゼミ生の福田美紀さんや竹田レイ子さんの話から，そのころの痛みや苦痛は筆舌に尽くし難いほどきついものと察せられた。

「ウエルネス」は健康が何らかの理由で損なわれたり，病気や障害に遭遇しても，与えられた条件の中で，自己の可能性を最大限に発揮できるような人格全体の健康性を保つことができる事態にあることをいう。倉戸さんは「ウエルネス」の示す人間としての尊厳，生き方，のモデルをまさに身をもって私たちに教えてくださったように思われる。倉戸さんの考える方向に一歩でも近づい

た編集になっていることを念じて,執筆者を代表して天国の倉戸さんにこの本を捧げます。天国では「ウエルネス」の中に身を置かれていることと思います。生前倉戸ツギオさんからいただいたご恩に衷心よりお礼と感謝を申し上げます。

　2003年5月18日
　　　　　　　　　　編集代表　兵庫教育大学教授　荒木紀幸

人名索引

A

Abramson, L.Y.　*167*
Achterberg, J.　*173*
赤地和範　*146*
Alberti, R.E.　*158*
Aldwin, C.M.　*66*
Alexander, F.　*22*
Anderson, E.　*136*
安藤延男　*96*
Antonovsky, A.　*72*
Antonucci, T.C.　*150*
荒木紀幸　*97, 98, 103, 110, 112, 120, 136*
Averill, J.R.　*68*

B

Bandura, A.　*25*
Bar-On, R.　*9*
Beck, A.T.　*167*
Berkman, L.S.　*183*
Block, J.　*22*
Book, H.E.　*13*
Boyatzis, R.R.　*9*
Bradford, L.P.　*78*
Branden, N.　*23*
Bridges, M.W.　*22*
Bussey, K.　*46*

C

Charles, V.W.B.　*68, 74*
Chernis, C.　*13*
Cohen, S.　*3, 183*
Colvin, C.R.　*22*
Cornell, J.B.　*85*

D

Decker, T.　*173*
Dodge, K.A.　*46, 49*
Dunn, H.　*65, 66*
Dusay, M.J.　*166*

E

Edward, V.D.　*81*
Emmons, M.L.　*158*
遠藤辰雄　*22*
遠藤由美　*22*
Erikson, E.H.　*74, 163*

F

Folkman, S.　*3, 68, 72*
Forman, S.G.　*67*
Frame, C.L.　*46*
Freudenberger, H.J.　*166*
Friedman, M.　*22*
福田美紀　*68*

G

Gardner, H.　*7*
Goleman, D.　*9, 13*
Gore, S.　*183*
Green, L.W.　*143*
Greenberg, J.S.　*65*
Grossarth-Matcek, R.　*22*
Guerra, N.G.　*46*

H

萩原惠三　*21*
原谷隆史　*145, 148*

Harter, S.   24, 48
平井和雄   136, 137
平木典子   136
平岡清志   68
Hittleman, R.   172
Hobfool, S.E.   3
Hofmeier, J.   81
Holmes, T.H.   3
Hoobs, N.   183

I
池見 陽   13, 154
今川恵美子   37, 44, 57
今村研詞   22, 24
井上智博   97, 103
石田礼子   98

J
Jacobson, E.   172

K
Kahn, J.S.   22
Kahn, R.L.   150
神村栄一   81
神田信彦   74
Kaneda, T.   97
Kaplan, H.I.   167
Kaplan, N.M.   143
Karasek, R.   146
笠井裕子   22, 24, 37, 44
川上憲人   145, 148
Kehle, T.J.   22
木村龍雄   44
小原政秀   112
Kreuter, M.W.   143
久保田進也   154
倉戸ツギオ   65, 66, 67, 68, 69, 70, 72, 74, 76, 81, 82, 83, 166
倉戸ヨシヤ   166

L
Lawlis, G.F.   173
Lazarus, A.A.   78
Lazarus, R.S.   3, 4, 68, 72
Lochman, J.E.   46
Lorion, R.P.   67.
Lnestahl, L.E.   81
Luthe, W.   172

M
Maccoby, E.   48
牧田明典   110, 112
Maslach, C.   166
Maslow, A.H.   158
松山武史   112
Mayer, J.D.   8
Miller, S.M.   81
三島徳雄   153, 154
水口 治   74
Moreno, J.L.   49
森下秀樹   98
村上千恵子   148, 150, 158
村上宣寛   148

N
長根光男   67
Newman, J.P.   46
丹羽洋子   67

O
岡安孝弘   67
O'Malley, P.L.   67
大竹恵子   4, 7, 11
尾関友佳子   72

P
Pargman, D.   65
Pauli, H.G.   173
Pepler, D.J.   46
Perls, F.S.   167
Perry, D.G.   46

Perry, P. *13*
Phillips, B.N. *67*, *97*
Pope, A.W. *48*

R
Rahe, R.H. *3*
Rice, P.L. *6*
Richard, B. *46*
Rock, K.S. *67*
Rogers, C.R. *48*, *73*, *153*, *155*, *158*
Rosenberg, M. *107*
Rosenman, R.H. *22*
Rotter, J.B. *71*
Ryan, J.W. *65*
Ryn, M.V. *67*

S
坂井明子 *57*
坂本州子 *21*
坂野雄二 *67*
Salovey, P. *8*
Sarason, I.G. *97*
Sarason, S.B. *97*
Scheier, M.F. *22*
Schultz, J.H. *172*
Selye, H. *2*, *168*
Setterlind, S. *81*
嶋田洋徳 *58*, *67*, *74*
島井哲志 *1*, *4*, *5*, *7*, *11*
白倉克之 *153*
Skinner, B.F. *25*
Slaby, R.G. *46*
Smith, M.B. *183*
Sommer, R. *82*
菅沼憲治 *158*
Spielberger, C.D. *112*
Stain, S.J. *13*

Steiner, C. *13*
Stipek, D.J. *47*
鈴木伸一 *67*
Syme, S.L. *183*

T
高橋浩之 *47*, *49*
武中美有紀 *112*
辰野千尋 *136*
Taylor, J. *73*
Travis, R.S. *65*, *66*

U
内山喜久雄 *7*, *9*, *10*, *13*
Uexkull, T. *173*

V
Vinokur, A.D. *67*

W
Weiner, B. *24*
Wills, T.A. *183*
Wolpe, J. *78*

Y
山田良一 *119*, *120*, *122*
山際勇一郎 *67*
山本 正 *107*, *110*
山崎勝之 *22*, *23*, *37*, *43*, *44*, *57*
山下政司 *98*, *106*, *109*
八島喜一 *110*
吉田圭吾 *74*

Z
Zaichkowsky, L.B. *81*
Zaichkowsky, L.D. *81*

事項索引

あ
アイス・ブレーキング　155
アイデンティティの危機　166
悪意意図帰属　24
アクティブ・リスニング　153
　体験的——（初心者コース）　154
　体験的——（中級者コース）　154
アサーション・トレーニング　127, 137,
　　　　140, 157, 174
アサーティブ行動（主張性）　24, 158
あたたかいメッセージの伝達　24
アルコール　173
アロマテラピー　173
アンカーリング　159
EAP　151
怒り感情　24
生きる力　60, 119
依存・消極性　22
　——改善プログラム　61
一次的評価　3
意図帰属　49
イメージ・リラクセーション　81
インストラクション　48
イントロジェクション　168
ウエルネス　65
　——循環過程　69
　——トレーニング　66
　ハイ・レベル——　65
ウエルビーイング　6
ウエルライフ　95
ウエルライフ検査　111
　高校生活——　112
　小学生活——　97
　中学生活——　110
うつ症例　163
うつ病　148
エアロビクス　173
エール・メッセージ　34
笑顔イメージ　34
エクササイズ　48
エンプティー・チェアー　167
応用行動分析理論　26
オペラント条件づけ理論　25

か
快ストレス　169
学習習慣
　——検査　112
　——尺度　112
家族関係ストレッサー　67
学校
　——活動ストレッサー　67
　——ストレッサー　67
　——内不安　96
　——内不安検査　98
　——不適応行動　67
カフェイン　173
ガン　25
観察役　155
感情　22
　——面へのアプローチ　30
緩衝要因　145
間接的期待効果　25
完全失業率　144
聴き手　155
帰属スタイル　26

索　引

気分のコントロール・スキル　24
気分は上々カード　38
QOL　6
教育
　――効果　37
　――対象　37
　――的援助介入　69
　――プログラム　22
強化
　個人――　27
　集団――　27
　――ワーク　26
共感的態度　27
共分散分析　37
虚血性心疾患　148
虚構項目　101
筋弛緩（法）　123, 150, 172
クライエント　163
クラス集団　24
グループ・ディスカッション　26
グループ・ワーク　25
ケア
　職場外資源による――　150
　職場内産業保健スタッフなどによる――　150
　セルフ・――　150
　ラインによる――　150
ゲシュタルト療法　167
血圧値　79
原因帰属　24, 43
健康
　――教育　143
　社会的――　6
　情緒的――　6
　――心理学　1
　総合的――　65
　知的――　6
　人間的――　6
健康日本21　6
攻撃性　22
　――適正化教育プログラム　44

攻撃性格　43
構成的グループ・エンカウンター　27, 48, 154
構成目標　23
厚生労働省　175
肯定的自己イメージ　22
行動　22
　――面へのアプローチ　28
　――リハーサル　25
コーピング　3, 96, 101
　情動焦点――　4
　問題焦点――　4
呼吸法　26, 120, 124
心の健康教育　43
コメント指導　27

さ

再帰属法　49
サポート集団　150
3因子構造　98
シェアリング　25, 30, 48
時間管理　173
事業場における労働者の心の健康づくりのための指針　145
刺激文　37
自己
　――概念　106
　――肯定　108, 173
　――効力感　24, 75, 174
　――コントロールスキル　24
　――主張　157, 173
　――主張的行動　72
　――紹介・他者紹介のエクササイズ　155
　2分割された――　167
　――の価値　22
　――発見トレーニング　66
　――評価　169
仕事のストレス判定図　146
自殺者　144, 175
自尊感情　74, 75, 96, 136, 141

──尺度　106
　　　──検査　102, 120, 136
　　　──を高める教師の授業態度　136
児童用意図帰属尺度　57
児童用対人領域セルフ・エスティーム尺度
　　　37, 57
児童用テスト不安尺度　97
死の四重奏　143
自分自身と他人を尊重するスキル　24
社会的学習（認知）理論　25
社会的情報処理　46
社会的スキル　46, 97, 101
従業員支援プログラム　151
集団強化操作　36
主張性 → アサーティブ行動
主要5因子性格検査　148
受容的態度　27
小学生用攻撃性質問紙HAQ-C　57
条件づけ理論　27
省察　26
情緒不安定　97
情動知能　7
　　　──尺度　10
職業性ストレス　145
自律訓練法　26, 150, 173
自律性　22, 43
心身の不健康　25
心臓病　25
身体的な症状　170
心拍数　79
心理的症状　171
心理的付加による精神障害等に係わる業務
　　　上外の判断指針　144
心理療法　167
スキル利用回数　39
ストレス　2, 25, 168
　快──　169
　　　──作用　169
　　　──認知　4
　　　──反応　3, 169
　不快──　169

　　　──への対処法　179, 182
ストレス・マネジメント　119, 171
　　　──の現状　175
　　　──の3階層　174
　　　──の実際　153
ストレス・マネジメント教育　68, 119, 122
　開発的──　66, 76
　予防的──　66, 86
ストレッサー　3, 168, 169, 170
性格　22
　　　──改善プログラム　44
　　　──特性　22
生活慣習病　143
生活習慣，ストレス・マネジメント・トレーニング　66
生理反応の安定と強化　25
「世代性」対「停滞」　163
積極的傾聴態度評価尺度　154
セッション　28
セルフ-インストラクション・トレーニング　173
セルフ・エスティーム　21, 43, 96
セルフ・エフィカシー　43
セルフ・ケア　150
セルフ・コントロール　26, 150
セルフ・コントロール・ワーク　26
セルフ・サポート　168
セルフ・モニタリング　26
禅　173
漸進的筋弛緩法　26
総合的な学習の時間　61, 140
操作目標　23
ソーシャル・サポート尺度短縮版　58
ソーシャル・サポート・ネットワーク　183
ソーシャル・スキル　→社会的スキル

た

対処過程のプログラム　70
対処行動　101

索　引

対人関係ストレッサー　67
対人ストレス　24
対人不適応行動　67
大目標　23
他者評価ストレッサー　67
タバコ　173
他人のよいところの気づき　24
知能　7
中年期の課題　163
直接的期待効果　24
TASC　97
TEGの特徴　166
THP　149
できた度・すっきり度　38
テスト不安　97
テスト態度尺度（TAI）　112
道具的攻撃　45
統制クラス　37
統制変数　37
闘争か逃走か　169
トラウマ　167
トレーナー　154

な

仲間評定法　37
二次的評価　3
日本EAP協会　151
日本産業カウンセラー協会　154
人間関係トレーニング　66
認知　22
　──行動療法　26
　──の3特徴　167
　──面へのアプローチ　28
ネイティブトレーニング　66
Know Your Body　17
能力・努力帰属　24

は

場依存的　97
話し手　155
汎適応症候群　2, 169, 170

反応的攻撃　45
ヒューマニスティック心理学　167
評価過程のプログラム　70
表情・態度の分析　137
フィークス　44
フォーカシング　160
不快ストレス　169
腹式呼吸　120, 172
不表出攻撃　45
プラス思考　120, 134
ブリーフ・セラピー　160
ブレイン・ストーミング　27
ブレーキ・メッセージ　34
フレーム　51
平凡連鎖反応　98
保健福祉動向調査　175
ポジティブイメージ　172

ま

MINI-124性格検査　148
MINI性格検査　148
瞑想　173
免疫力　173
メンタル・ヘルス・システム　152
メンタル・ヘルス対策　149
燃え尽き症候群　166
目標設定　173
モジュール　51
　──RX　26, 52
　──RO　27, 52
　──RC　27, 52
　──RP　26, 51
　──IT　56
　──IP　56
　──EA　27, 51
　──SC　26
　──KA　27, 51
　──GA　26, 51
モデリング　25

198　索　引

や
ヨーガ　*173*
抑うつ
　──傾向　*22*
　──状態　*166, 167*
予防対策　*2*
4因子構造　*108, 115*

ら
来談者中心療法　*26*
ライフイベントストレッサー　*67*
ライフ・スキル教育　*17*
ライ・スケール　*110*
リスク認知　*5*
リトロフレクション　*167*
リフレクション・ワーク　*26*
リラクセーション　*24, 120, 124, 150*
　──反応　*171*
臨床心理士　*163*
ロール・プレイ　*159*
ロール・プレイング　*25, 30, 47*

わ
YG性格検査　*97*

執筆者一覧 （執筆順，*は編者）

大竹恵子（おおたけ・けいこ）
日本学術振興会特別研究員・関西学院大学
神戸女学院大学大学院人間科学研究科博士後期課程修了，博士（人間科学）
専攻＝健康心理学
［主要著作］『攻撃性の行動科学　健康編』（共著，ナカニシヤ出版，2002）
　　　　　　『情動知能尺度（EQS：エクス）』（共著，実務教育出版，2001）
［本書執筆担当］第1章

島井哲志（しまい・さとし）
神戸女学院大学人間科学部教授
関西学院大学大学院文学研究科博士課程修了，博士（医学）
専攻＝健康心理学・感情心理学・行動医学
［主要著作］『健康心理学』（培風館，1997）
　　　　　　『攻撃性の行動科学　健康編』（共編著，ナカニシヤ出版，2002）
　　　　　　『攻撃性の行動科学　発達・教育編』（共編著，ナカニシヤ出版，2002）
　　　　　　『情動知能尺度（EQS：エクス）』（共著，実務教育出版，2001）
［本書執筆担当］第1章

松村　亨（まつむら・とおる）
山口県柳井市立柳井小学校教諭
鳴門教育大学大学院教育専攻人間形成基礎コース修了
専攻＝発達健康心理学
［本書執筆担当］第2章

山崎勝之（やまさき・かつゆき）
鳴門教育大学人間形成講座教授
関西学院大学大学院文学研究科博士後期過程単位取得満期退学，博士（文学）
専攻＝発達教育心理学
［主要著作］『攻撃性の行動科学　発達・教育編』（共編著，ナカニシヤ出版，2002）
　　　　　　『心の健康教育』（編著，星和書店，2000）
［本書執筆担当］第2章・第3章

今川恵美子（いまがわ・えみこ）
大阪府教育委員会指導主事
鳴門教育大学大学院学校教育研究科人間形成基礎コース修了
専攻＝発達健康心理学
［本書執筆担当］第3章

執筆者一覧

倉戸ツギオ*（くらと・つぎお）
元神戸親和女子大学文学部教授，故人
同志社大学大学院文学研究科博士課程修了，Ph.D（St.Charles University）
専攻＝教育心理学・生理心理学
［主要著作］『臨床教育心理学総論』（編著，ナカニシヤ出版，2001）
［本書執筆担当］第4章

荒木紀幸*（あらき・のりゆき）
兵庫教育大学教育方法講座連合大学院教授
同志社大学大学院心理学専攻博士課程中退，博士（心理学）
専攻＝教育心理学　関心領域＝道徳性心理学
［主要著作］『モラルジレンマによる討論の授業（小学校編，中学校編）』（編著，明治図書，2002）
　　　　　　『ジレンマ資料による道徳授業改革』（明治図書，1990）
　　　　　　『わたしがわかる，あなたがわかる心理学』（編著，ナカニシヤ出版，1987）
　　　　　　『学校社会とストレス』（共著，垣内出版，1985）
［本書執筆担当］第5章・第6章

山田良一（やまだ・りょういち）
兵庫県神崎郡福崎町立福崎小学校教諭
兵庫教育大学大学院教育研究科修士課程修了
専攻＝障害児教育
［主要著作］『動作とイメージによる「ストレス・マネジメント教育」展開編』（共著，北大路書房，1999）
［本書執筆担当］第6章

平井和雄（ひらい・かずお）
福井県小浜市立小浜中学校教諭
兵庫教育大学大学院教育研究科修士課程修了
専攻＝教育方法学
［本書執筆担当］第6章

村上千恵子（むらかみ・ちえこ）
労働福祉事業団富山産業保健推進センター特別相談員，前東京福祉大学社会福祉学部助教授
同志社大学大学院文学研究科修士課程修了
専攻＝臨床心理学・性格心理学・カウンセリング
［主要著作］『主要5因子性格検査ハンドブック』（共著，学芸図書，2001）
　　　　　　『性格は五次元だった』（共著，培風館，1999）
　　　　　　『自分でできる心の健康診断』（三一書房，1996）
　　　　　　『コンピュータ心理診断法』（共著，学芸図書，1992）

[本書執筆担当] 第7章

中西龍一（なかにし・りゅういち）
園田学園女子大学人間健康学部助教授
同志社大学大学院文学研究科博士前期課程修了，Central Washington 大学大学院修了
専攻＝臨床心理学
[主要著作] 『臨床教育心理学総論』（共著，ナカニシヤ出版，2001）
　　　　　『学習・発達心理学序説』（共著，小林出版，1995）
[本書執筆担当] 第8章

健康とストレス・マネジメント
学校生活と社会生活の充実に向けて

2003年7月31日　初版第1刷発行　　定価はカヴァーに
　　　　　　　　　　　　　　　　表示してあります。

編　者　　荒木紀幸
　　　　　倉戸ツギオ
発行者　　中西健夫
発行所　　株式会社ナカニシヤ出版
　　　　　〒606-8316 京都市左京区吉田二本松町2番地
　　　　　Telephone　075-751-1211
　　　　　Facsimile　075-751-2665
　　　　　郵便振替　01030-0-13128
　　　　　URL　　　http://www.nakanishiya.co.jp/
　　　　　E-mail　　iihon-ippai@nakanishiya.co.jp

装丁・白沢　正／印刷・ファインワークス／製本・兼文堂
Copyright © 2003 by N.Araki & T.Kurato
Printed in Japan
ISBN4-88848-732-4　C3011